沙游新语

——沙盘游戏知识问答

苏健 刘艳娟 著

中国矿业大学出版社

·徐州·

图书在版编目(CIP)数据

沙游新语 : 沙盘游戏知识问答 / 苏健,刘艳娟著
. —徐州:中国矿业大学出版社,2024.10
　ISBN 978 - 7 - 5646 - 6158 - 8

　Ⅰ.①沙… 　Ⅱ.①苏… 　②刘… 　Ⅲ.①游戏—精神疗
法—问题解答 　Ⅳ.①R749.055-44

中国国家版本馆 CIP 数据核字(2024)第 044169 号

书　　名	沙游新语——沙盘游戏知识问答
	SHA YOU XIN YU——SHAPAN YOUXI ZHISHI WENDA
著　　者	苏　健　刘艳娟
责任编辑	侯　明
出版发行	中国矿业大学出版社有限责任公司
	(江苏省徐州市解放南路　邮编 221008)
营销热线	(0516)83885370　83884103
出版服务	(0516)83995789　83884920
网　　址	http://www.cumtp.com　**E-mail**:cumtpvip@cumtp.com
印　　刷	徐州中矿大印发科技有限公司
开　　本	787 mm×1092 mm　1/16　**印张** 16.25　**字数** 258 千字
版次印次	2024 年 10 月第 1 版　2024 年 10 月第 1 次印刷
定　　价	48.00 元

前　言

记得十多年前,我在城市中心的一所漂亮的楼房里,成立了当地第一个沙盘游戏①咨询中心。

这所楼房坐落在公园的一角,是一个公共活动场所。每到周末,很多人来这里参加各种活动,其中妇女儿童居多。

我在这里工作的时候,总有一些人好奇地推门进来。他们经常提出这类问题:

"这么多玩具呀!是卖玩具的吗?"

"这些玩具很漂亮,我可以玩玩吗?"

"这是什么呀?怎么玩呢?"

……

我通常这样回应他们:"这是心理游戏的用具,可以玩……"

接下来会有更多人好奇地问:

"这和心理有什么关系呢?"

"是不是我摆了沙盘,你就能看透我的心思了?"

"我学会了沙盘游戏,让孩子做沙盘,我就能够知道他是怎么想的了吗?"

"沙盘游戏可以解决孩子不爱学习的问题吗?"

"不上学的孩子,可以玩这个吗?通过做沙盘能不能让孩子回去上学?"

……

---

① 沙盘游戏起源于瑞士,德语是 Sandspiel,翻译成英文是 sandplay。

　　路人来了，求助者来了，咨询师①同行来了，就连市里的领导也来了。他们好奇地问这问那，我忙于解释。这让我认识到，大家对沙盘游戏了解得太少了。

　　于是，我萌生了写一本沙盘游戏科普书的想法。

　　2011 年，我第一次在期刊上发表了介绍沙盘游戏的文章后，这个想法更强烈了。

　　2015 年，我的《意象沙游》一书出版了。在书中，我把意象对话与沙盘游戏结合起来，发展出了意象沙游理论。同时，我也找到了自己下半生要从事的事业——沙盘游戏理论拓展与沙盘游戏技能培训。

　　2016 年起，我开始了全国范围内的沙盘游戏课程巡讲，至今已经在十几个省份建立了 70 多个意象沙游课程培训点。

　　在巡讲过程中，许多学员向我提出了和沙盘游戏相关的各种问题，我一一作答。这促使我进一步深入探索这些问题。

　　由于课程很受欢迎，我自己已经无法满足各地日益增长的开班需求。于是，我接受建议，开办了意象沙游导师班。

　　我们的课程是体验式的，让学员在游戏中成长。导师最主要的任务就是回答学员在体验和操作过程中遇到的各种问题。怎样让导师班学员学会解答问题呢？这件事情困扰了我很长一段时间。

　　后来，我萌生了一个想法：每次讲课的时候，安排一名助教收集学员提出的问题，然后组织导师班学员定期讨论，制定参考答案。这样既能帮助导师班学员提升回答问题的能力，又能让他们在这个过程中掌握沙盘游戏相关的理论知识和基本技能。

　　2016 年以来，我们一共收集了 200 多个典型问题。导师班学员在各类联系群里讨论，我来点评，之后综合大家的建议，制定参考答案。这样，导师班学员不仅提升了理论水平和操作技能，同时也学会了如何解答课堂上学生提出的各种问题。

---

　　①　本书中凡是涉及经典沙游的理论的部分，一般称参与沙游的双方为"来访者/求助者"和"咨询师"；凡是涉及意象沙游理论的内容，一般称双方为"沙游者"和"守护者"。

为了让大家能够更加清晰地了解沙盘游戏,我把问题做了分类,以便沙游爱好者能够从抽离的视角看待问题。后来,我又把它们集结成这本《沙游新语——沙盘游戏知识问答》。

刘艳娟女士是意象沙游课程的合作开发者,参与了本书的写作,为本书尽早与大家见面做了大量的工作。

王冬青女士是第一期意象沙游导师班学员,一直帮助我收集问题,并组织讨论,整理答案。

本书是意象沙游导师班团体智慧的结晶,我和刘艳娟主要执笔,王冬青协助修改、整理。

由于水平有限,书中不足之处恳请大家批评指正。

苏健

2024 年 1 月

目　　录

引言　不同的视角看沙盘游戏

自沙盘游戏引入中国之后,学习这项技能的人越来越多,体验过的人越来越多,谈论它的人也越来越多。谈起沙盘游戏总会出现各种不同的观点,可谓仁者见仁、智者见智。

而这往往让初学者陷入迷茫:到底哪个观点对? 谁提出的理论更好? 哪种操作方式更有效? 应该学习哪个流派的沙盘游戏?

陷入辩论当中,自然是找不到答案的。如果从抽离的视角看沙盘游戏,这些问题将迎刃而解。

本书从三个视角探讨沙盘游戏的奥秘,这三个视角分别是:专业的视角、大众的视角和发展的视角。

首先,本书从心理咨询与心理治疗的专业视角来讨论沙盘游戏的由来、属性、分类、原理、操作流程与分析技术;其次,本书从普遍联系的大众的视角讨论沙盘游戏在不同领域中的综合运用情况;最后,本书从发展的视角探索沙盘游戏的发展趋势。

多种视角看沙盘游戏,能够让读者更客观、更全面、更透彻地了解沙盘游戏。本书是大众了解沙盘游戏的科普书,也是心理学爱好者、心理工作者和教育工作者学习沙盘游戏技术的工具书。

第一部分
进入沙盘，从专业的视角看沙盘游戏

　　沙盘游戏最早是作为心理咨询和心理治疗的技术传入中国的，随着实践的深入，有了更加广泛的应用。沙盘游戏由一个陌生的专业词语，到成为在心理咨询、教育教学、企业培训、社区矫正、医学临床等领域充分普及运用的活动方式，在中国经历了 20 多年的历程。

　　作为心理咨询与心理治疗技术的沙盘游戏，被引入中国以后，经历了由理论翻译到学术讨论，再到实践应用的过程。

　　最初十余年，沙盘游戏仅仅应用于心理咨询与心理治疗领域。直到今天，沙盘游戏的应用领域虽有所扩大，但主要应用范围依然在心理咨询和心理治疗方面。

　　因此，本书将使用大部分篇幅来回答心理咨询与心理治疗领域中有关沙盘游戏的问题。

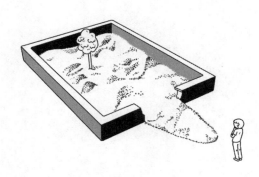

第一章　沙盘游戏的界定

十几年前,提到沙盘游戏,人们大多会将注意力放在"沙盘"二字上。对不了解沙盘游戏的人来说,如果你问对方"沙盘是什么?"可能会得到各种各样的回答。

"沙盘就是打仗用的军用地图吧? 上面标注了可以行军的路线,模拟了平原、山川、河流、湖泊等。"

"沙盘就是楼盘的模型吧?"

"沙盘就是实战模拟,我参加过财务沙盘培训,做过家庭理财沙盘演练……"

如果被问及"听说过心理沙盘吗?""做过沙盘游戏吗?"很多人仍会一脸茫然。

现在了解、体验沙盘游戏的人越来越多了,其中一些人甚至做过很多次沙盘游戏。沙盘游戏虽然不再是神秘事物,但是人们对它的了解依然很有限,甚至可以说是一知半解。

现代意义上的沙盘游戏,民间也叫心理沙盘,它的形成经历了三个阶段,即地板游戏、世界技法和沙盘游戏。

英国小说家赫伯特·乔治·威尔斯(Herbert George Wells)与孩子们做的"地板游戏"是沙盘游戏的发端;受到地板游戏的启发,英国教育家、心理学家玛格丽特·洛温菲尔德(Margaret Lowenfeld)创立了世界技法(the World Technique),这是沙盘游戏的雏形;瑞士心理学家多拉·卡尔夫(Dora Kalff),结合荣格分析心理学和东方哲学,把它发展成为心理咨询和心理治疗技术。

让我们通过对一些问题的探索,逐步揭开沙盘游戏的神秘面纱吧!

1. 地板游戏的创始人是谁?

地板游戏的创始人是威尔斯,英国著名小说家、社会学家和历史学家。威尔斯的代表作有《时间机器》《莫罗博士岛》《隐身人》《星际战争》等,是多产的现代作家。

威尔斯大概做梦也没有想到,作为小说家的自己,也能在心理学发展史上留下一笔宝贵的精神财富。

2. 什么是地板游戏?

20世纪初,英国小说家威尔斯与他的两个儿子创造性地发起了一种地板游戏。在游戏中,威尔斯的两个儿子在地板上划定的区域内进行游戏,威尔斯则在一旁观察与守护。威尔斯发现,孩子们在做游戏的时候会产生一种"strange pleasure"(奇异的愉悦感)。这种奇异的愉悦感让孩子们感到满足,促进了他们的心理成长。[①]

地板游戏是在受保护的限定的空间内进行的。威尔斯鼓励孩子们制作玩具、参与游戏,并把游戏的过程记录下来,写出了一本小说——《地板游戏》。

地板游戏启发了洛温菲尔德对世界技法的研究,为卡尔夫创立沙盘游戏奠定了实践基础,被认为是沙盘游戏的源头。

3. 地板游戏有什么意义?

威尔斯的地板游戏符合儿童心理发展的自然规律,满足了孩子的天性,对现代儿童教育产生了许多有益的启示,也促进了心理咨询与心理治疗技术的发展,具体表现在以下几点:

(1) 重视儿童成长中的情感发展。

游戏是儿童活动的重要方式,是儿童情感的精神寄托。儿童投入游戏之中,可以释放压力、宣泄不良情绪。游戏可以促进儿童的情感发展。此后,儿童的情感教育逐渐受到重视。

(2) 助力儿童脱自我中心,具备抽离功能。

在地板游戏中,儿童也可以成为独立的旁观者,这样可以促进儿童脱自我中心——这也是沙盘游戏的抽离功能。

---

① 苏健:《意象沙游》,山东人民出版社2015年版,第2页。

（3）重视儿童边界意识的培养。

地板游戏是儿童之间进行社会交往的园地,儿童之间的游戏模式就是他们踏入社会前与他人互动的基本方式。通过游戏,儿童可以不断地调整与他人、同伴、物件的合作关系。在地板上划定的区域内进行游戏,可以帮助儿童建立边界意识。这就是沙盘游戏设置的初衷之一。

（4）开启创造思维的训练模式。

地板游戏是提高孩子专注力、想象力、创造力和安全感的重要途径,是促进儿童认知发展和社会性发展的重要渠道。

（5）开创表达与沟通的新途径。

地板游戏探索出一种表达与沟通的新方式,让儿童或者有表达障碍的人在游戏中自发地表达,打开了通往内心世界的大门。这也为特殊儿童的教育打开了一扇窗。

（6）开启儿童自我实现的新方法。

地板游戏是儿童实现自我价值的载体。在游戏中,通过各种角色的扮演,儿童学会从多个角度观察问题,提高解决问题的能力。

（7）开启对娱乐和教育功能的探索。

地板游戏让儿童教育者更加重视游戏的娱乐和教育功能。地板游戏之后兴起的沙盘游戏逐步成为一种新的教育教学方式。

（8）为世界技法的诞生铺平道路。

受地板游戏的启发,玛格丽特·洛温菲尔德使用两个盘子作为儿童游戏的空间,这类似地板游戏中"地板上划定的区域";洛温菲尔德使用的各种"缩微模型",类似地板游戏中使用的士兵、军械、城墙等,只是种类更加多样化了。与世界技法相比,在地板游戏中,儿童动手制作的内容更多一些。从形式上来讲,世界技法是对地板游戏的继承、拓展和改造,使其更加便于操作,更加适合不同年龄阶段的儿童。因此,地板游戏为世界技法的诞生铺平了道路。

（9）为现代沙盘游戏的发展奠定基础。

地板游戏中的玩具可以看作沙具,地板上划定的边界类似沙盘的边界,地板游戏中充满了积极想象……作为父亲的威尔斯起到了类似"陪伴者""守护者"或"咨询师"的作用。因此,可以说地板游戏是现代沙盘游戏的开端,它具有里程碑式意义。

4. 世界技法的创始人是谁?

世界技法的创始人是英国教育家、心理学家玛格丽特·洛温菲尔德。她于1928年在伦敦创建了儿童心理诊所,并于1929年创立了世界技法。

5. 什么是世界技法?

世界技法是英国教育家、心理学家玛格丽特·洛温菲尔德创立的一种儿童心理疗法。

世界技法的操作模式与地板游戏有些类似:在操作过程中,儿童通过使用缩微模型和盛有水或沙的盘子来自由表达,创造心理的世界,这种自由表达和创造可以为心理治疗提供积极的帮助。

洛温菲尔德不主张对作品进行武断的精神分析,而是主张"让被创造出的'世界'面质它的创造者",让创作者自己去探索自己的问题,从而实现自我疗愈。这就是世界技法的精髓。

6. 世界技法对沙盘游戏产生了哪些影响?

受威尔斯父子地板游戏的启发,洛温菲尔德的世界技法继承了地板游戏的精华,承上启下,为卡尔夫创立沙盘游戏奠定了基础。从一定意义上说,世界技法就是沙盘游戏的雏形。

(1)世界技法的操作形式被应用到沙盘游戏的设置上。

① 洛温菲尔德在诊所里放置的缩微模型,产生了沙盘游戏的基本要素之一——沙具,并沿袭至今。

② 洛温菲尔德用多层抽屉柜存放缩微模型,卡尔夫使用陈列架存放沙具,二者功效基本相同。

③ 不同于威尔斯父子把玩具摆在地板上的做法,洛温菲尔德创造性地使用了两个盘子,这是沙盘的雏形;卡尔夫的沙盘游戏继承并发展了这个设置。

④ 洛温菲尔德让儿童利用缩微模型在盘子中制作不同图景,卡尔夫让沙游者用沙具在沙箱中自由制作图景。二者并无实质性区别。

（2）世界技法的许多原则被应用到沙盘游戏之中。

① 沙盘游戏中的沙盘规格、沙具种类、游戏规则与世界技法中的基本相同。

② 卡尔夫坚持了洛温菲尔德对儿童游戏作品"不解释"的态度，提出了"自由、受保护的空间"的概念，并坚守"沙盘游戏要在无意识水平工作"的原则。

③ 沙盘游戏的适用性与世界技法相一致：从 4 岁的儿童到成年人都曾使用过它，尤其适合那些患有身心失调疾病，面临教育、工作或生活困难，人格失调或社会交往困难的来访者。

（3）世界技法对沙盘游戏治疗的贡献。

1931 年，在英国心理学年会上，洛温菲尔德为儿童心理治疗确定了三个目标："我们首先通过提供安全感来降低来访儿童的焦虑，通过对儿童所有表现的接受可以使儿童获得这种安全感；其次，我们通过象征性的游戏，引发儿童神经症背后所阻碍的情绪能量……第三，我们为儿童提供一个有助于他们通过自己的努力来获得内在稳定的框架，使得他们能够来处理自己的攻击性冲动。"[①]洛温菲尔德还明确了表达性游戏本身便是重要的治疗因素和治愈途径。

在跟随洛温菲尔德学习世界技法之后，卡尔夫又认识到来访者在制作沙盘游戏的过程中会产生原型的象征性和转化，因此她将荣格分析心理学、东方哲学与沙盘游戏完美结合，创立了现代意义上的沙盘游戏。

因此，在一定意义上说，洛温菲尔德的世界技法是现代意义上的沙盘游戏的雏形。

（4）世界技法对意象沙游的启发。

意象沙游继承了世界技法操作形式和不分析的原则，强调了守护的理念，打造了一个多种技术综合运用的平台。意象沙游注重沙盘游戏对

---

① 转引自申荷永、高岚：《沙盘游戏：理论与实践》，广东高等教育出版社 2004 年版，第 17 页。

儿童的发展所起的作用,扩展了沙盘游戏的主体,把沙盘游戏的应用领域由心理咨询与心理治疗领域拓展到儿童教育和娱乐放松领域,让沙盘游戏回归到游戏的本真上来。

7. 什么是沙盘游戏?

沙盘游戏的界定有广义和狭义之分。

(1) 狭义的沙盘游戏是一种心理咨询和心理治疗的技术。

狭义的沙盘游戏是一种以荣格分析心理学为理论基础,以玛格丽特·洛温菲尔德的世界技法为操作蓝本,融入了东方哲学思想,通过积极想象激发"自性"(the self),帮助来访者获得疗愈的心理咨询与心理治疗方法。

从操作层面上可以这样定义沙盘游戏:来访者在咨询师的陪伴下,在特制的沙盘中创造沙游作品,通过来访者的积极想象、自我探索以及咨询师的点拨来解决心理问题、促进心理成长,这种心理咨询与心理治疗技术称为沙盘游戏。

(2) 广义的沙盘游戏是一种综合性的技术。

随着时代的发展,沙盘游戏由心理咨询与心理治疗领域逐渐回归到教育教学和娱乐放松领域,于是广义的沙盘游戏诞生了。

广义的沙盘游戏实质上是一种以达成心理咨询、教育教学、娱乐放松等目标为导向的综合性的应用技术。它不一定遵循无意识水平工作这一基本原则;它打破了教条的规则,融合了人本主义心理学理论和东方辩证哲学,最终发展成一种民众喜闻乐见的综合实践活动。

8. 沙盘游戏的创始人是谁?

瑞士心理学家多拉·卡尔夫是沙盘游戏疗法的创立者。1966年,卡尔夫出版了自己一生唯一的专著《沙盘游戏:通往灵性的心理治疗取向》,标志着沙盘游戏疗法作为一种心理咨询与心理治疗技术在临床心理学上确立了它的地位。

9. 沙盘游戏的主要理论来源是什么?

经典沙盘游戏主要有洛温菲尔德所创立的世界技法、荣格分析心理学和东方哲学三个理论来源。

（1）洛温菲尔德所创立的世界技法。

卡尔夫创立的沙盘游戏继承、吸取了世界技法"游戏本身便是重要的治疗因素和治愈的途径"的理论。在此基础上,卡尔夫认识到沙盘游戏产生了原型的象征性和转化的过程,她将荣格分析心理学理论与沙盘游戏完美结合,创立了现代意义上的沙盘游戏。

（2）荣格分析心理学。

① 荣格的人格结构理论。

荣格分析心理学把人的意识分为意识、个体无意识、集体无意识三个部分。沙盘作品和沙盘制作的过程也是这三个部分内容的反映,通过对沙盘作品和沙盘制作过程的分析,可以看到来访者的意识、个体无意识和集体无意识。

② 原型意象与象征理论。

原型意象反映出来访者的集体无意识部分与咨询师的集体无意识部分是相通的,这成为心理分析的基础。

典型的原型意象,如人格面具、阿尼玛①和阿尼姆斯②、阴影、自性智慧老人、内在小孩等成为沙盘游戏中进行心理分析与治疗的主要理论依据。沙盘游戏大量使用这些原型意象,以象征的方式在意识和无意识水平上影响着人的心理和行为。

③ 心理分析方法和理论。

词语联想、梦的解析、积极想象、投射、转换等心理分析方法和理论在沙盘游戏疗法中得到广泛应用。

（3）东方哲学。

荣格分析心理学的重要基础是中国文化。荣格和卡尔夫都对中国文化有系统而深入的研究,并以此作为理论体系中最重要的哲学和方法论基础。

---

① 阿尼玛亦称"阴性基质",指男子人格中或心目中的女性原型或女性意象。

② 阿尼姆斯亦称"阳性基质",指女性人格中或心目中的男性原型或男性意象。

　　卡尔夫学过汉语,对东方文化和道家哲学很感兴趣。她在沙盘游戏实践中使用较多的是周敦颐的太极哲学、《易经》的思想、阴阳五行等理论。

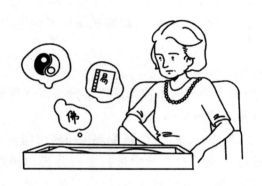

第二章　沙盘游戏的分类

　　在世界范围内,人们在提到沙盘游戏的时候还经常使用世界技法、沙盘游戏、沙盘疗法、箱庭疗法等名称。沙盘游戏是欧洲发展起来的一种心理疗法,其雏形形成于英国伦敦的儿科医生洛温菲尔德于 1929 年创立的世界技法,瑞士的心理学家卡尔夫发展了洛温菲尔德的世界技法,并用 Sandspiel 命名。为了区别于洛温菲尔德的世界技法,日本临床心理学家河合隼雄将其介绍到日本的时候,命名为"箱庭疗法"。北京师范大学张日昇教授师从河合隼雄,考虑到箱庭疗法对东方思想的继承和与中国传统园林、盆景艺术的相似性,在箱子里制作庭园可以很好地表现卡尔夫 sandplay 的传统,故将沙盘游戏引入中国时,沿用了河合隼雄的箱庭疗法这一名称。[①]

　　无论是箱庭疗法,还是沙盘游戏,二者在操作形式上基本一致,对于疗愈原理的解释也大体相近。更重要的是在后来发展的过程中,二者都坚守了"在无意识水平工作"这一原则,这是二者的相同之处,因此可以并称为经典沙盘游戏。

　　后来,魏广东老师提出了沙盘游戏"去治疗化";刘新建老师提出了"体验式团体沙盘";常承生老师引入了"综合取向的沙盘游戏"的概念。这些都是沙盘游戏技术在中国的新发展,可以称为新沙盘游戏。

　　有人说,沙盘游戏使用象征手法,故而是精神分析流派的;也有人认为,沙盘游戏更加重视咨访关系,以人本主义为基础,属于人本主义流派;还有人把行为主义的思想融入沙盘游戏,借助沙盘进行行为训练。

　　因此,有人困惑:学习哪个流派的沙盘为好?

　　笔者认为:沙盘游戏传入我国之后,必然要经历本土化的过程。在这

---

① 张日昇:《箱庭疗法》,人民教育出版社 2006 年版,第 3 页。

一阶段,百花齐放、百家争鸣是必然的。仁者见仁,智者见智,任何一个流派都有它所擅长的领域,也会有其局限性。因此,我们需要给沙盘游戏分类,从抽离的视角学习百家所长,让自己不断成长。

1. 什么是箱庭疗法?

箱庭疗法,国内又称为沙盘疗法或沙盘游戏疗法,是指在治疗者的陪伴下,来访者从玩具架上自由挑选玩具,在盛有细沙的特制箱子里进行自我表现的一种心理疗法。[①]

20世纪60年代,河合隼雄跟随卡尔夫学习,并获得了精神分析师的资格,他感觉沙盘游戏与日本的民间游戏中的"HAKONIWA"(汉字写为"箱庭")相似,所以他介绍这一技术到日本的时候,使用了"箱庭"一词。张日昇教授是从日本学习的这一技术,所以沿用了箱庭疗法这一称谓。

2. 箱庭疗法与沙盘游戏有何异同?

箱庭疗法与沙盘游戏同宗同源,大同小异。

(1)相同点。

这两个词语的英文原文都是sandplay,原理相同,都沿袭了多拉·卡尔夫所创立的沙盘游戏的基本设置。

申荷永教授把卡尔夫的沙盘游戏带入中国,在传播过程中强调了中国元素,仍将其称为沙盘游戏。

(2)不同点。

① 诞生的文化背景有所不同。

箱庭疗法受到日本文化和日本哲学,包括日本宗教的影响,是一种较为适合日本社会的临床治疗方法。为了适应中国社会的需求,张日昇教授对它做了加工和改造,但它仍然保留了部分日本文化的内容。

② 风格和内涵有所不同。

沙盘游戏直接由欧洲传入我国。早期的主要传播者申荷永教授深受

---

① 张日昇:《箱庭疗法》,人民教育出版社2006年版,第2页。

中国道家思想以及周敦颐思想体系的影响，在传播过程中更加注重对中国传统文化的发掘和运用。因此，沙盘游戏带有更深的中国古典哲学底蕴。

③ 理论发展趋势不同。

随着研究的深入和传播的发展，二者在理论来源上出现了新的不同。箱庭疗法越来越注重人本主义的精神，而沙盘游戏越来越注重荣格分析心理学在沙盘游戏中的应用。

3. 什么是经典沙游？

经典沙游是一种以荣格分析心理学和东方哲学思想为理论基础，以洛温菲尔德的世界技法为操作蓝本，通过为来访者创造一个"自由与受保护"的空间，让来访者在沙盘中运用沙具来表达自己的无意识世界，从而激发"自我治愈力"、实现心理疗愈的心理咨询与心理治疗方法。经典沙游是通过积极想象激发"自性"，帮助来访者实现疗愈的心理治疗方法。

经典沙游中咨询师十分注重"在无意识水平工作"这一原则，强调咨询师的陪伴作用，认为"母子一体性"是治愈的关键因素之一。

经典沙游理论认为，沙盘游戏可实现无意识和意识的沟通，但是从意识层面上升到行为层面，至少还需要六周的时间。

经典沙游非常重视对无意识如何与意识进行沟通这一问题的研究，但对意识如何上升到行为这一问题研究得还很少。

在我国，申荷永教授是卡尔夫所创立的经典沙游理论的传承者，张日昇教授所讲的箱庭疗法也属于经典沙游范畴。

4. 新沙盘游戏是如何诞生的？

进入 21 世纪，在申荷永和张日昇两位教授的推动下，继承和发扬了卡尔夫思想的经典沙盘游戏在中国迅速传播，并且很快在学校教育领域得以普及。在传播的过程中，经典沙盘游戏的一些设置被修改，其理论基础被突破，一些新的思想被不断注入，于是新沙盘游戏诞生了。意象沙游便是其中的一个代表。

5. 新沙盘游戏新在哪里?

首先,新沙盘游戏的应用领域和服务范围得到拓展。新沙盘游戏不仅应用于心理咨询和心理治疗领域,而且在心理健康教育、创造力培养、人生规划、团队建设、压力调整、娱乐放松等领域得到应用。

其次,新沙盘游戏是以沙盘游戏为平台,融合多种心理技术,帮助沙游者实现心理疗愈或者获得心理发展的新技术。它突破了"在无意识水平工作"这一原则,工作层面可以在无意识层面,也可以在意识层面。这是新沙盘游戏与经典沙盘游戏的根本区别。

最后,新沙盘游戏在技术上有诸多创新。新沙盘游戏把沙盘游戏和其他心理咨询与心理治疗技术结合起来,扬长避短,不断创新。经典沙盘游戏通常在六周之后才呈现出明显的效果,而新沙盘游戏运用新技术,经常能够收到立竿见影的效果。

6. 新沙盘游戏有哪些学派?

新沙盘游戏学派林立,可以分为精神分析取向、人本主义取向、行为主义取向、完形取向、家庭治疗取向等沙盘治疗学派,也包括在融合了各种沙盘理论基础上形成的综合取向的沙盘治疗学派。

7. 新沙盘游戏有哪些代表思想?

新沙盘游戏催生出的代表思想有:魏广东提出的沙盘游戏"去治疗化"和"爱沙游"、常承生提出的"综合取向的沙盘游戏"、柳卫娟提出的"情智沙游"、赵玉萍提出的"多维沙盘"、刘建新提出的"体验式团体沙盘"、苏健创立的"意象沙游"等。

它们的共同特点是把沙盘游戏作为平台,融入了新的理念、方法和技术,拓展了沙盘游戏的应用领域和服务范围,从而更具灵活性和兼容性。

8. 什么是意象沙游?

苏健把沙盘游戏与多种心理咨询和心理治疗技术结合起来,创立了意象沙游,并于2015年出版了《意象沙游》一书。

意象沙游是一种以人本主义心理学、荣格分析心理学和以中国古典文化为主的东方哲学为理论指导,以意象对话和沙盘游戏有机结合为基础,以沙盘为主要载体,融合沙盘游戏、意象对话、催眠疗法、绘画疗法等多种心理技术于一体的综合实践活动,它广泛应用于心理咨询、教育教学和娱乐放松等多个领域。

9. 意象沙游的理论来源有哪些?

荣格分析心理学、人本主义心理学和以中国古典文化为主的东方哲学是意象沙游的主要理论来源。

(1) 荣格分析心理学。

意象沙游继承了经典沙游的理论精华,荣格分析心理学也是意象沙游的重要理论来源。意象沙游的理论也来自一线守护者和教育者的心理咨询、教育教学和其他实践活动。

(2) 人本主义心理学。

"信任沙游者""相信沙游者积极向上的动力""充分发挥沙游者的潜能""相信意象沙游的疗愈机制""守护者本身就是疗愈资源""相信守护者的能力"等信念是意象沙游技术的基本理论依据。

"尊重沙游者""容纳沙游者的当下""当下即课堂""接纳沙游者的不接纳""贴着沙游者的感觉走""积极关注沙游者""与沙游者无我同在"等均是意象沙游遵循人本主义心理学基本理念的体现。

(3) 以中国古典文化为主的东方哲学。

意象沙游继承了经典沙游中的优秀理论,并从以中国古典文化为主的东方哲学中汲取了智慧。《易经》《道德经》《大学》《中庸》《论语》《孟子》等国学经典著作均是意象沙游重要的理论来源。

使用以中国古典文化为主的东方哲学来解释和发展意象沙游理论,是发掘意象沙游智慧的重要途径。正是因为意象沙游根植于中华优秀传统文化的土壤,它才能够发展成为大众听得懂、学得会、用得上的沙盘游戏。

10. 意象沙游与经典沙游有哪些相通之处?

意象沙游是对经典沙游的继承和发展,它与经典沙游有一些相通之

处,概括起来主要有以下几点:

(1)二者都可用于心理咨询与心理治疗。

经典沙游是为了满足心理咨询和心理治疗的需要而诞生、发展的;而到目前为止,意象沙游也主要用于心理咨询与心理治疗。

(2)二者都以沙盘为载体。

使用经典沙游技术进行心理咨询和心理治疗离不开沙具和标准沙盘;意象沙游虽然对沙盘的要求不是那么严格,但多数咨询仍然需要借助沙盘进行。

(3)二者的操作设置类似。

多数情况下,意象沙游的基础操作步骤与经典沙游基本相同,只不过更加灵活而已。

(4)二者都强调关系的重要性。

经典沙游强调"母子一体性"的咨询关系,意象沙游提倡建立以人为本的咨询关系①,二者在根本上是一致的。

(5)二者都以东方哲学和荣格分析心理学为理论指导。

东方哲学和荣格分析心理学既是经典沙游的理论根基,又是意象沙游的重要理论来源。

11. 意象沙游与经典沙游有何不同之处?

意象沙游打破了经典沙游强调自性的作用、必须在无意识水平工作这一原则;同时,意象沙游也突破了应用领域的限制,其应用领域更加广泛。二者的不同具体表现为以下几点:

(1)应用范围不同。

意象沙游广泛应用于心理咨询与心理治疗、教育教学和娱乐放松等多个领域;经典沙游则主要应用于心理咨询与心理治疗领域。

(2)理论基础不同。

意象沙游以人本主义心理学、荣格分析心理学和以中国古典文化为

---

① 意象沙游也将其称为守护关系。

主的东方哲学为理论基础;经典沙游以荣格分析心理学、东方哲学和世界技法为理论基础。

(3)技术操作不同。

意象沙游以意象对话和沙盘游戏有机结合为基础,以沙盘为主要载体,融合沙盘游戏、意象对话、催眠疗法等多种心理技术于一体,灵活多变;经典沙游则注重沙盘设置下的陪伴过程,强调沙盘游戏要在无意识水平工作,以充分发挥自性的疗愈作用。

(4)设置不同。

意象沙游将"咨询师"称为"守护者",把"来访者"称为"沙游者",体现了二者的平等地位,进一步保护了来访者的自尊心,降低了来访者的防御心理;经典沙游对沙箱的尺寸、使用的沙具、沙具的陈列等做了详细的规定,意象沙游则认为"沙具本天成,万物皆为象",只要能投射出意象,沙箱尺寸、沙具多少等均可灵活设置,甚至不使用沙盘和沙具也可以运用意象进行工作,达成目标。

12. 沙盘游戏、箱庭疗法、意象沙游的根本区别是什么?

沙盘游戏是一种心理咨询与心理治疗技术,在理论基础上偏重荣格分析心理学和东方哲学;箱庭疗法也是一种心理咨询与心理治疗技术,在理论基础上偏重人本主义心理学,并受到日本文化的影响;意象沙游是以人本主义心理学和以中国古典文化为主的东方哲学为根基的综合性技术,它包含但不限于心理咨询与心理治疗技术。

13. 为什么说意象沙游是本土化的沙盘游戏?

作为一种心理咨询和心理治疗技术,沙盘游戏迅速传播到世界各地,为世界人民的心理健康事业做出了贡献。

沙盘游戏起源于西方,是在西方心理学的理论基础上发展而来的心理咨询与心理治疗技术,它是舶来品,因此,它要在中国落地生根,就需要一个适应中国社会和国情的过程,需要经历一次又一次地在实践中变革和创新的演变过程。沙盘游戏在中国演变的过程,就是沙盘游戏本土化的过程。

在中国,沙盘游戏的本土化经历了以下过程。

(1) 翻译引进模仿阶段(1997—2012 年)。

20 世纪末,中国的学术期刊开始刊载介绍沙盘游戏的文章,最早一篇介绍沙盘游戏的论文发表于 1997 年①。

申荷永教授率先把沙盘游戏引入中国,从而成为"中国沙盘游戏第一人";张日昇教授在中国传播的"箱庭疗法"实际上也是沙盘游戏。无论是沙盘游戏还是箱庭疗法,都继承了沙盘游戏创始人多拉·卡尔夫原创的精神,提倡沙盘游戏要在无意识水平工作。我国大多数心理工作者在使用沙盘游戏技术的时候,也遵从了这一原则。

这一时期出版的介绍沙盘游戏的著作主要有:申荷永的《沙盘游戏疗法》(与高岚合著)和《荣格与分析心理学》,张日昇的《箱庭疗法》等。这一时期翻译的沙盘游戏著作主要有伊娃·帕蒂丝·肇嘉(Eva Pattis Zoja)的《沙盘游戏与心理疾病的治疗》、凯·布莱德温(Kay Bradway)和巴巴拉·麦肯德(Barbara McCoard)的《沙游:非语言的心灵疗法》等。

这一阶段大约持续了 15 年左右,主要引进了沙盘游戏的操作技术和分析理论。

(2) 实践应用改造阶段(2013—2018 年)。

在学习和借鉴西方沙盘游戏理论的基础上,国内许多咨询师和学者开始了对沙盘游戏的改造,比较典型的有魏广东提倡的沙盘游戏"家庭化、教育化、游戏化",常承生提出的"综合取向的沙盘游戏",柳卫娟提出的"情智沙游",以及苏健创立的"意象沙游"。

在此期间出版了一些关于沙盘游戏的新书,具有代表性的有魏广东的《不能不学的心理治疗技术——沙盘游戏疗法入门》和《心灵深处的秘密:荣格分析心理学》、常承生的《突破象征的困惑:心理沙盘治疗新探索》以及苏健的《意象沙游》等著作。

这一时期,沙盘游戏发展的特点是更加重视沙盘游戏的实际效果,同

---

① 范红霞:《关于"沙盘游戏疗法"的初步探讨》,载《中国临床心理学杂志》1997 年第 4 期,第 252～253 页。

时对沙盘游戏的应用领域进行了拓展，以上学者为此做了大量有益的尝试，为沙盘游戏本土化的发展做出了贡献。但是，这一时期并没有建立起一种有灵魂的、系统的沙盘游戏新理论，并未真正完成沙盘游戏本土化的任务。

（3）新的理论形成阶段（2019年至今）。

中国是一个人口大国，在改革开放的过程中，传统文化和新思想的碰撞、中西方思想与文化的冲突在所难免。作为西方心理技术引进的沙盘游戏，也必须经历这一洗礼才能真正实现本土化。

所谓本土化就是外来的思想、理念、技术、文化等在国内或某一地域内被逐步消化、吸收，并与本土相关内容融合，以适应其在当地生存和发展的过程。

意象沙游在以下几个方面体现了沙盘游戏的本土化：

① 意象沙游继承了沙盘游戏的精华，并有新的发展。

沙盘游戏注重来访者无意识与意识的沟通和整合，重视无意识水平工作。意象沙游主张可以在适当的时候做主题沙盘，主题沙盘是沙游者在受到限定的主题范围内、在"无意识水平工作"状态下制作的。

意象沙游借鉴了沙盘游戏中的"陪伴"理论，并把它发展成为守护的理论，提出了守护的四个原则，即"容纳""信任""专注""无我"；提出了守护的四个层次，即"监护""相伴""人在""神在"，后两者统称"同在"。

意象沙游继承了沙盘游戏中有关自性的理论。意象沙游使用通俗易懂的语言解释了自性，并把自性的过程解释为"自觉""自知""自持""自强"的过程。

② 意象沙游创造性地解决了"涉嫌双重关系"的问题。

有些沙盘游戏咨询师经常会纠结以下问题：可以给自己的学生做沙盘吗？可以陪伴自己的孩子做沙盘吗？可以通过沙盘游戏帮助自己的朋友吗？

无论是咨询师的学生、孩子还是朋友参与心理咨询，都会形成双重关系。双重关系是开展心理咨询和心理治疗的严重障碍，因此，咨询师不能给自己的学生、孩子和朋友做沙盘游戏心理咨询。

意象沙游可以分别称呼双方为"守护者"和"沙游者",老师可以守护学生,父母可以守护孩子,朋友也可以守护朋友。这样,意象沙游把工作范围扩展到心理咨询、教育教学和娱乐放松三个领域,让沙盘游戏在其他领域应用,成功地解决了"涉嫌双重关系"的问题。

③ 意象沙游重新定义了沙游工作者的准入标准。

沙盘游戏咨询师的培养标准很高,它要求从业者必须具备较高的学历,学习过心理学专业课程,有一定的沙盘游戏体验,并经过沙盘分析课程的训练等。

鉴于中国 14 亿的人口基数,仅靠专业的沙盘游戏咨询师难以解决人们遇到的各种心理问题,因此扩大沙游工作者队伍,是沙游本土化的刚性需求。对此,意象沙游率先做出了"沙盘游戏理论通俗化"与"沙盘游戏进入寻常百姓家"的尝试。

意象沙游对守护者的主要要求为人格完整。意象沙游不以学术水平和知识技能的高低来衡量一个人是否适合使用这个技术。意象沙游工作者不一定要高学历,不一定要经历长期的心理学专业学习,只要人格完整,经过短期的培训,大都可以胜任意象沙游守护者的工作。反之,无论学历多么高,专业技术多么好,一旦人格不完整,缺少尊重、容纳与信任他人的品格,就不能胜任意象沙游守护者的工作。

④ 意象沙游立足中国国情,专注技术创新。

创新是意象沙游的灵魂,在实践中创新是意象沙游快速发展的原动力。在弘扬传统文化、凝聚集体智慧的基础上,意象沙游走上了理论和技术创新的道路。

⑤ 意象沙游致力于探索服务中国社会的道路。

意象沙游使用通俗易懂的语言诠释了高深的心理学概念,基于本土思想理念,提出了"无我守护""自强不息""抽离""带领"等核心理论。这些理论已经深入人心,受到了大众好评。

意象沙游坚持做大众听得懂、学得会、用得上的沙盘游戏,意象沙游已经在全国 60 多个城市建立了接近 70 个团队,培养了数千名学员,服务数万名群众。

在新沙盘游戏派别之中，意象沙游率先形成了独立的思想和理论体系，开启了沙盘游戏本土化的进程。

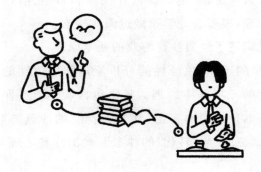

第三章　沙盘游戏的基本原理

很多体验过沙盘游戏的人说它很神奇。

多拉·卡尔夫本人曾经这样描述沙盘游戏：我不知道为什么，他们做过这个游戏之后，就渐渐好了起来……

沙盘游戏这么神奇，一定有其内在规律和科学性，也就是基本原理。关于它的基本原理，很多心理学家做过深入探索。

申荷永教授阐述了经典沙盘游戏的基本原理：

"无意识水平的工作、象征性的分析原理和感应性的治愈机制，是从事沙盘游戏治疗的三项基本原理。其中包含着'安全、保护和自由'的沙盘游戏治疗的基本条件，'非言语'和'非指导'的沙盘游戏治疗的基本特征，以及'共情'、'感应'与'转化'的沙盘游戏治疗和心理分析的综合性治愈效果。"①

"正如卡尔夫所强调的那样，对于沙盘游戏分析师来说，理解了沙盘游戏中的象征，也就等于掌握了从事沙盘游戏治疗的有力工具。"②

由此可见，经典沙游的理论来源主要是荣格分析心理学，例如："无意识水平工作""象征性分析""自性""意识容器"等概念。此外，经典沙游的理论还有相当一部分来自东方哲学，比如"转化""感应"等。

以意象沙游为代表的新沙盘游戏在继承荣格分析心理学的基础理论之后，汲取了更多的人本主义思想和中国经典哲学理论，从以下概念可略见一斑，例如："守护""容纳""信任""专注""无我""同在"等。此外，新沙

---

① 申荷永、陈侃、高岚：《沙盘游戏治疗的历史与理论》，载《心理发展与教育》2005 年第 2 期，第 124～128 页。
② 申荷永、陈侃、高岚：《沙盘游戏治疗的历史与理论》，载《心理发展与教育》2005 年第 2 期，第 124～128 页。

盘游戏的理论也来自行为主义、积极心理学等其他心理学流派。

经典沙游和新沙盘游戏的理论，虽然出处有些不同，但是彼此之间却是相通的。例如，来自荣格分析心理学的"自性"与来自人本主义心理学的"信任"两个词就存在这样的关系：自性是指沙游者的心理总体结构，它有自我完善、自我修复的能力；而信任则是指相信沙游者能够解决自己的问题。二者是同一个问题的不同侧面，互为补充，互相依存。这正如两个人做这样的对话：一个人说，"我能解决自己的问题，请不要干涉我"；另一个人说，"我认为你能解决自己的问题，我相信你"。

本书将在下面的具体问题中，进一步解释、阐述沙盘游戏的基本工作原理。

1. 沙盘游戏可以应用在哪些领域？

沙盘游戏最早用于心理咨询与心理治疗领域，是一门新兴的心理咨询与心理治疗技术；新沙盘游戏兴起之后，其应用范围得到了空前拓展。新沙盘游戏不仅用于心理咨询与心理治疗领域，还用于教育教学、企业培训、社区矫正和娱乐放松等多个领域。

2. 在研究无意识的道路上，沙盘游戏有哪些独到的优势？

沙盘是制作者内心世界①的投射，在研究无意识方面有其独到的优势，具体来说有以下几点：

（1）减弱了意识的防御。

在守护者创设的"安全、自由、受保护"的空间中，沙游者可以放下意识的防御，甚至退行，这非常利于表达出无意识的内容。沙游者不愿意透露的早期创伤经历也容易突破防御，在此表现出来。

（2）增加了无意识的投射。

在沙盘游戏过程中，沙游者的表情、肢体动作等都是分析沙游者无意识的依据；有时候沙游者会有情绪的宣泄，这种挣脱了意识控制的情绪表达更加贴近沙游者的无意识。

---

① 包含意识、无意识和集体无意识。

（3）触发情结再现场景。

无意识中的某些情结，一旦触碰到和当时场景相关的象征物，就会引发连接和扩散效应，由一个沙具到一个场景，由点到面完成整个沙盘作品。许多沙盘作品就是这样不由自主完成的，成为情结再现的集中地。

（4）三维图像更加逼真。

沙游者做出来的沙盘作品是三维的，与其内心的体验和场景更接近，这比语言的描述更加生动直接。

（5）制作过程发挥无意识作用。

象征是无意识的语言。某些沙具包含与集体无意识有关的原始意象，还有一些沙具会触及某些个体无意识部分，从而引发一些难以言传的内心体验。

制作沙盘的过程中，意识的作用越来越淡化，身体本能的动作，包括表情、自言自语等越发明显，深层次压抑的东西会呈现，显露出无意识本能的需要。

制作沙盘的过程囊括了自由联想、积极想象等通往无意识的方法，沙游者使用意象体，以立体、生动、形象的方式表达出来。与其他心理咨询与心理治疗方法相比，沙盘游戏更加便捷高效。

3. 什么是初始沙盘？初始沙盘有什么特别之处？

沙游者第一次创作的沙盘称为初始沙盘。

初始沙盘有着特别的意义，具体来说有以下几点：

（1）初始沙盘没有练习效应，更加贴近无意识，更加真实。

（2）初始沙盘为守护者提供了沙游者的初次印象，初步奠定了治疗关系的基础。

（3）在初始沙盘的创作过程中，沙游者的心理防御水平较低，所以很少有面具沙盘出现。

（4）初始沙盘往往能够为守护者提供治疗的方向，为沙游者提供解决问题的途径。

4. 什么是初始主题沙盘？研究初始主题沙盘的意义是什么？

沙游者在某个主题范围内初次创作的沙盘称为初始主题沙盘。

初始主题沙盘是沙游者在某一方向或领域做的初次探索，是沙游者在这一方面成长的出发地，有着重要的参考价值。初始主题沙盘往往能够反映沙游者的思维特点，也能提示心理治疗的方向。

5. 什么是初始意象、分析意象和融合意象？

初始意象是指沙游者在初次遇到意象体的时候，头脑中生成的对应意象。初始意象没有经过他人干涉，也没有经过沙游者的再加工，是沙游者在无意识状态下获得的，所以它最能体现沙游者真实的内心世界。

分析意象是守护者看到沙游者选择的意象体后，在自己头脑中形成的相对应的意象。分析意象具有两重性：分析意象首先是守护者自己在无意识状态下的心理投射，这一点与沙游者初始意象的产生机制是一样的；其次，守护者在观察和感受沙游者的基础上，对这个意象体进行了理性分析，使之不再是一个单纯的意象，而是加上了理性分析内容的意象，融入了守护者对沙游者内心揣测的成分。

融合意象是分析意象和初始意象相重合的部分。

下面举例说明三者之间的关系。

沙游者在沙盘里放置了一只鸟，沙游者心中意象的象征意义包含如下部分："鸭子、丑、游泳、开心、戏水"。守护者看到之后首先这样反映："鸭子、嘎嘎叫、开心、戏水"。之后守护者看到旁边有一对蝴蝶，就以为这个意象和爱情相关，守护者的分析意象随之改变了。分析意象变成"鸳鸯、嘎嘎叫、开心、戏水"。而"开心、戏水"则是共同部分，属于融合意象的内容。它们之间的关系见下图：

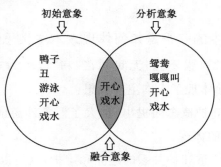

融合意象越多,守护者对沙游者了解得越多,守护者的洞察力、同感力也越高。这里的"鸳鸯"一词是守护者自己的猜测,与沙游者的初始意象无关,并且初始意象中的"丑"一词是守护者没有分析到的地方。通过沟通,贴着沙游者的初始意象去理解,守护者就能获得更多的融合意象,更好地共情、守护沙游者。

6. 表象、意象和想象之间有哪些区别和联系?

表象、意象和想象既有明显的区别,又有紧密的联系。

三者之间联系如下:

首先,三者均有一个"象"字。这个象指的是具象,即自然存在的事物,能够被视觉所感知是其共性。

其次,这个"象"都是指被感知到的事物在意识中的再现。因为再现方式不同,所以三者有所不同。

表象是心理学术语,指的是知觉过的事物在人脑中重现的形象。它具有直观性和概括性。

意象曾经是文学术语,指的是文学作品塑造的文学形象。心理学中的意象是指通过遗传或者再现获得的以图像形式呈现在大脑中的意识内容。相对于表象,意象更加丰满、生动。相对于想象,意象携带了更加真实的、贴近无意识的内容。

想象作为动词是指对意识内容的加工和创造;作为名词是指通过再现或者加工和创造获得的思维内容。想象可以是图像的,也可以是文字或声音的。想象可以以表象和意象为基础,在此基础之上加工创造,内容更复杂。

7. 意象沙游中的守护是如何体现人本主义思想的?

意象沙游强调"自强不息,无我同在"和"以人为本,注重守护"的理念,从以下几个方面体现了人本主义思想:

(1)意象沙游守护概念的提出,扩大了意象沙游的适用范围,这本身就是人本主义思想的体现。

(2)意象沙游注重守护关系的建立和维护,这与以"关系是第一位"为理念的人本主义思想一致。

（3）意象沙游强调守护者以完善人格影响沙游者，这是人本主义心理咨询理念的体现。

（4）意象沙游中守护的过程也具体体现了人本主义思想。在守护过程中，守护者自始至终与沙游者在一起，紧贴着沙游者的感觉走。

（5）意象沙游的守护原则，即容纳、信任、专注和无我，体现了人本主义思想。

① 容纳。

容纳意味着尊重、包容和接纳。尊重和接纳来访者是人本主义咨询关系的具体体现。

② 信任。

罗杰斯所提出的人本主义心理学的基本理念之一就是信任。信任包含两层含义：第一，人是可以信任的；第二，人有能力解决自己的问题。

③ 专注。

意象沙游所讲的专注是指人本主义心理学所讲的积极关注，要求守护者一心一意守护沙游者，积极关注沙游者的一言一行，并及时给予回应。

④ 无我。

这里的无我包含两层含义，即无我，我无所不在。无我指的是守护者不投射自己的意识给沙游者，不把自己的想法强加于沙游者，这一点和人本主义心理学所提倡的尊重和自由原则是一致的；我无所不在指的是时时刻刻积极关注、支持沙游者，这正体现着人本主义的关怀。

8. 经典沙盘游戏的基本治疗原理是什么？

经典沙游的治疗原理主要有以下几点：

（1）创设安全的空间。

人的心理是天生统一的、整合的。人刚出生的时候，其心理的安全感和完整性来自与母亲的连接，即母子一体性。一旦人心理的统一性和安全感遭遇了破坏，就产生了心理问题。

要解决这些心理问题,沙游咨询师首先需要创设一个安全的空间。安全的空间给予受伤者合适的疗愈场所,促进产生疗愈的机会。

（2）保护来访者。

在创设了安全的空间之后,沙游咨询师还需要对来访者进行保护。这种保护在沙盘游戏中体现在以下几个方面:沙盘游戏提出的"母子一体"理论本身就包含着母亲对婴儿的保护。在沙盘游戏中,咨询师像母亲保护自己的孩子一样对待来访者,保护来访者不受伤害;咨询师自始至终都在保护来访者的自我探索空间,让来访者的探索不被打扰,并鼓励来访者坚持下去。

（3）来访者自由探索。

既然人的心理生来是整合的,受伤是出生以后的环境变换和对环境的认知所致,那么人也可以通过不断探索变换的环境,提高认知水平,调整心态,适应新的环境。

沙盘提供了一个模拟的外部世界环境,供来访者自我探索,这种模拟环境也是来访者获得疗愈的重要资源。

（4）咨询师与来访者共情。

共情是一种心理咨询和心理治疗的技术。

在沙盘游戏实践中,共情可以解除来访者的心理防御,增强来访者自我探索的动力。因此,共情被认为是沙游咨询师所应该具备的一种基本能力。尤其是在咨询关系尚未稳固或者来访者的自由探索受到阻碍的时候,共情的作用就显得格外重要。

（5）无意识意识化。

人的行为受到无意识和意识双重力量的影响,但是人能够直接觉察到的内容只有意识,无意识里的内容不易被觉察。在一些情结的作用下,人的心理和行为一旦出现问题,就很难通过改变来访者的认知而得以彻底解决。这些问题要得以根本解决就需要让无意识的内容被意识觉察到,这个过程就是无意识意识化。

在自由、安全、受保护的环境中,在咨询师的陪伴和守护下,来访者在沙盘里创作,无意识里的内容呈现在沙盘中,无意识与意识碰撞交流,心理冲突得到表达。来访者通过自我探索，觉察出无意识里的内容，获得疗愈。

（6）象征性分析。

在无意识水平上进行分析与治疗，是弗洛伊德精神分析和荣格分析心理学的理念。意识与无意识的冲突是大部分心理病症的根源；沙盘游戏在分析与治疗的过程中充当了桥梁，使无意识进入意识从而被看到，于是各种情结带来的负面影响被逐步化解。

沙盘游戏作为桥梁的意义，需要通过象征性分析才能够使无意识进入意识从而更准确、更全面地显现出来，因此，沙盘游戏咨询师理解游戏的精神与象征意义对于做好沙盘游戏的咨询与治疗至关重要。

（7）感应和转化。

感应一词说来比较玄妙，即使对于专业人士来说，也有些深奥和晦涩。

西方心理学从刺激-反应讲起，讲求科学与实证的精神。东方哲学则强调系统地、宏观地看待问题，感应一词是从系统和宏观的角度来使用的。

“感应”一词包括“感”和“应”二字。

人不是独立生活在真空中的，而是生活在自然环境和社会环境当中的；人具有生命，具有高度发达的感知能力，可以感知这个世界，并依据自己的感知做出反应。这就是感应一词的基本要义。

那么，“感”来自哪里？

第一，来自天、地、人的场域。

人生活的自然环境，古人称之为地，古人将社会现象和自然现象中不能解释的部分称为天，故有“天命”“天意”之说。因此，人们“感”的内容首先来自天、地、人的场域。

第二，来自咨询师的人格。

在咨询关系建立起来之后，来访者增加了一个“感”的渠道。来访者可以通过感受咨询师的人格魅力和力量获得疗愈。

第三，来自沙盘中的意象。

来访者"感"的第三个渠道是沙盘中的意象。原型来自集体无意识的深处,它通过象征符号(原型意象)传递意义。

那么,"应"又是什么呢?

"应"是由心而发起的"回应"。

来访者通过感受场域、咨询师和沙盘中的原型意象,做出针对情结、针对现实的回应,这个过程叫作感应。

来访者的回应过程不是一蹴而就的。这个过程反映在沙盘的制作上,表现为来访者在制作过程中,经常会有移动、替换、放弃使用某些沙具的行为,表现为有意识或无意识参与的修改行为、沉默现象等。转化就在这期间发生。

9. 意象沙游作为一种心理技术,其治疗原理是什么?

使用意象沙游进行心理咨询和心理治疗可以在完全的无意识水平之下进行,也可以在一定范围内的无意识水平之下进行,其治疗原理主要有以下两个方面:

(1) 意象沙游的治疗可以发生在无意识层面,其治疗原理与经典沙游治疗原理相同,主要表现为荣格分析心理学的应用。[1]

(2) 意象沙游治疗也可以发生在意识层面,具体表现为守护者在意识层面的协助,其原理主要为以下几点:

① 人本主义心理学的原理:守护者的信任与无条件积极关注,有助于沙游者增加心理能量,开启自我觉察。

② 中国古典哲学:中国古典哲学,包含了丰富的心理学元素。中国古典哲学包含了对社会和人际关系的认知精华,这些哲学思想在意象沙游中运用,促进了沙游者对自身和社会的认知。

③ 其他心理学理论。

意象沙游是各种心理学理论在沙盘游戏平台上的综合应用,它运用到的原理有很多。比如,有人可能将完型治疗融入意象沙游中,那么这

---

[1] 见上文"8.经典沙盘游戏的基本治疗原理是什么?",这里不再赘述。

部分完型理论就是意象沙游的治疗原理；有人可能将行为疗法运用到意象沙游之中，那么这部分行为主义的理论也是意象沙游治疗原理的一部分。

下面这个比喻可以形象地说明意象沙游的工作原理："如果说经典沙游的治疗原理是一碗大米粥，那么意象沙游的治疗原理就是一锅八宝粥。"

10. 意象沙游具体的心理咨询和心理治疗技术有哪些？

意象沙游作为新沙盘游戏，在实践中常用的心理咨询和心理治疗技术主要有以下几种：

（1）放松。

人长时间处于紧张、焦虑、疲惫的状态会导致心理问题，甚至心身疾病。游戏本身就是一种放松，可以减轻、缓解甚至消除人的这种不良状态。个体意象沙游增加了放松的步骤，以实现更好的疗愈效果。

（2）表达。

个体沙游的关键词是自由，这是指沙游者可以自由地表达。沙盘游戏室（沙游室）是一个自由和安全的空间，其布置要简洁大方、温馨舒适，这有利于沙游者放下心理防御。在意象沙游中，沙盘和守护者为沙游者提供了空间上和心理上的保护，沙子和沙具给予沙游者表达的自由和灵感。

（3）宣泄。

当人在心理能量释放遇到阻碍的时候，往往会压抑很多情绪。这些情绪被迅速地释放出来，就是宣泄。宣泄可以迅速减轻沙游者内心的压力。在意象沙游中，守护者给沙游者创建了安全的宣泄机会，有利于沙游者自由地释放情绪。

（4）抽离。

在意象沙游中，守护者启发沙游者观察沙盘中的自体意象，留意自体意象与其他意象之间的互动，感受它们之间的关系，进而实现脱自我中心，即抽离。

在意象沙游中,守护者有时候会设置主题。设置了主题的意象沙游就是在限定范围内的无意识水平之下工作。由于沙盘的创作被限定了范围,沙游者更容易聚焦于某个事件或某种关系,进而从中抽离出来。

（5）面对。

心理问题会因为沙游者的逃避而久拖不决,甚至日益加重;也会因为沙游者的勇敢面对而获得疗愈。

针对较为严重的心理创伤,守护者应引导并支持沙游者面对与之相关的意象。沙游者在面对这些意象的时候,可能会受到强烈的刺激,导致情绪失控或者出现严重的躯体反应,守护者要有足够的能力和经验来处理这些突发情况。

除非特殊情况,面对要尽量坚持长久一些,一般在半个小时以上。意象沙游的面对其实类似暴露疗法或者系统脱敏,不同的是刺激物不是现实生活中的人和物,而是意象。

（6）转化。

在意象沙游中,情结通过某些沙具投射到沙盘中,情结所在之点称为"结点",这些表现情结的沙具称为"结点沙具"。转化是指情结的消极影响变为积极影响的过程。守护者发现沙游者的结点,并带领沙游者通过仔细观察（注视）、积极想象和主动对话等方式持续关注某个结点,使之发生转化。

转化是沙游者长时间或长期关注结点的结果,是在无意识和意识层面发生的修通。鉴于这种修通往往伴随着强烈的情绪体验,守护者要及时给予沙游者支持和帮助,让其心理能量自然流动,以保障其在情绪体验中不受伤害。

（7）淡化。

人们常说:时间是最好的疗愈。这句话包含三层意思:第一,随着时间的推移,消极的情绪会被释放掉;第二,随着时间的推移,沙游者逐步面对问题,实现了脱敏;第三,随着时间的推移,沙游者看到了更多的内容,视野开阔了,认知拓宽了。由于实现了抽离,情结的影响自然也被淡化了。

淡化是指在情结被看到和面对之后,它对沙游者的负面影响逐步降低的过程;淡化一方面是脱敏的结果,另一方面是抽离的结果。

(8) 守护。

在意象沙游中,无论在个体咨询还是在团体咨询中,守护都是一种独立的心理咨询与心理治疗技术。

在个体咨询中,守护有以下几个步骤:止语、靠近、注视、共感、回应和面对。在团体咨询中,守护者需及时发现要重点守护的对象,选择合适的守护者,选取适当的守护方式,以维护好团体的场域。①

以上仅仅是意象沙游的部分实用技术。随着意象沙游理论和技术的发展,实用技术会越来越多。

11. 如何理解"自由与受保护的空间"?

在某种意义上,受伤和自由密切相关。

一个自由的人,是不会受伤的。所谓受伤,就是自由受到了限制,或者在意识中认为自由受到了限制。

比如,一个亲人离世的人之所以悲伤,是因为他失去了与这个亲人相处的自由;一个失恋的人之所以难过,是因为他爱的自由受到了限制,或者是这种自由本身并没有被限制,只是他自己认为自由受到了限制。因此,几乎所有的心理问题,都可以通过让求助者获得相关的自由而得到治疗,即便是虚拟的自由也有一定的疗愈作用。

一个人在现实生活中所失去的某种自由,却可以在沙盘游戏中失而复得,或者说他可以在沙盘游戏中获得体验这种自由的机会。这种体验是建设性的,具有心理疗愈的作用。

在这个过程中,"自由的空间"本来就是来访者的,只是在现实生活中被剥夺了,咨询师的任务是尊重来访者,并帮助来访者重建这个"自由的空间"。

这个自由的空间建成之后,咨询师引领来访者探索这个"自由的空

---

① 可参考阅读苏健、杨芳:《沙游意象》,山东人民出版社 2019 年版,第 181～191 页。

间"。在探索的过程中,来访者可能遇到激烈的内心冲突,这些冲突可能引发剧烈的情绪反应,因此需要更加专业的保护。

专业的保护包含以下几方面内容:

(1)保护沙盘游戏环境不受干扰。

咨询师要努力维护沙盘游戏环境,消除噪声干扰,制止外来人员的入侵,让来访者自由地探索。

(2)保护来访者的自由不受侵犯。

来访者想取什么沙具就取什么沙具,想取几个就取几个,想取几次就取几次,想放哪儿就放哪儿,想拿走就拿走,想怎样修改就怎样修改,想动沙子就动沙子……总之,来访者想怎么做就怎么做,咨询师支持来访者任何非破坏性的创作活动。

(3)保护来访者的自尊心不受侵害。

咨询师接纳来访者的当下,对来访者持非评判的态度,尤其不要做道德评判。咨询师不发表自己的观点,不拿来访者与他人比较,保护来访者的自尊心不受侵害。

(4)保护来访者的隐私不被曝光。

咨询师要保护来访者的隐私,让来访者可以安全地做自己。具体保护内容包括以下几点:

① 来访者的个人信息。

② 来访者的测试信息。

③ 来访者的沙游作品。

④ 沙游作品的制作过程。

⑤ 来访者与咨询师的交流信息。

⑥ 其他应予保密的信息。

让来访者感到环境是既自由又安全的,相当于重新建构了儿童发展的第一阶段,也就是母子一体阶段的环境。"自由、安全与受保护的空间"是自性工作的前提,是疗愈的最佳环境。

12. 沙盘游戏中,如何保护来访者?

"自由、安全与受保护的空间"既是沙盘游戏的临床治疗基础,也是沙盘游戏疗法治愈和转化的条件。这个空间不仅指物理空间,也指心理空间。

（1）保护来访者的物理空间。

咨询师要尽可能为来访者提供专业的场地和设施。

作为一个自由、接纳和安全的空间,沙游室要布置得简洁大方、温馨舒适。咨询师要及时消除各种噪声污染,以确保沙游室的安静。沙盘也为来访者提供了空间的保护,沙子给予来访者释放内在和自由表达的空间。咨询师要在来访者到来之前整理沙盘,抚平沙子。

（2）保护来访者的心理空间。

卡尔夫认为,咨询师必须具备两种态度:一种是开放和接纳的态度,这种态度让来访者愿意自我表达;另一种是保护来访者的态度,这种态度让来访者感到表达是安全的。

良好的咨询关系带给来访者受保护的感受,其效果与治疗者的人格密切相关。

在心理咨询实践中,意象沙游所倡导、运用的"容纳、信任、专注、无我"的守护四原则可以更好地营造出这种"自由、安全与受保护的空间"的氛围。守护四原则让来访者免于遭受评价、判断、批评或指责,并保障了沙游作品内容不被曝光。

13. 来访者的自由和保护有冲突怎么办?

在现实世界中,真正的自由必然有其界限。

在沙盘游戏中,沙盘有尺寸大小的限制,这样沙盘就给来访者提供了一个安全的框架,也将来访者的心理投射内容限制在这个范围内,来访者的转化也可能在这个边界里发生。

任何自由都是一定范围内的自由。在边界范围之内,来访者是自由的,这也就是说,有保护就有限制。

在沙盘游戏中,来访者可以自由发挥自我整合的作用,咨询师及时给予帮助,但不可以无原则地允许,需要制止来访者损坏沙盘沙具和自伤的行为。

在沙游过程中,来访者逐渐看到边界,感受到自由是有限度的自由,满足有条件的针对性满足,或者延迟满足。咨询师需要在自由与保护中寻求平衡,通过与来访者的互动,传递给来访者有限的自由与时时刻刻的保护。

14. 做沙盘游戏本身就有疗愈作用吗?

沙盘游戏自身的特点决定了做沙盘游戏本身就有疗愈作用,这取决于沙盘游戏的设置和过程。

(1)沙盘游戏的设置。

沙盘游戏的设置本身就整合了各种疗愈资源,这些资源会不失时机地发挥作用。

① 游戏即关系。

心理问题的实质就是关系问题,是人与外部世界的关系问题,也是人与内心世界的关系问题。

游戏本身没有功利性,游戏者之间的关系是平等的互助合作关系。沙盘游戏可以建立和修复沙游者之间的关系,因此,沙盘游戏自身就有疗愈作用。

② 安全即疗愈。

沙盘为长方形,会给予沙游者大地般踏实的感觉。沙盘的边框保护着沙具,使之不掉落。沙游者可以在沙盘操作中获得安全感。

③ 自由即疗愈。

在沙盘室里,在沙盘中,沙游者享有高度的自由。在沙盘的边界内,沙游者几乎可以享受到不受限制的自由。几乎所有的心理问题都源自自由受到限制,获得心理的自由即获得心理的疗愈。

④ 边界即疗愈。

自由是边界内的自由,理解了边界意义的沙游者可以获得更高的心理自由。沙盘边框象征着边界,边界意识的确立过程也是疗愈的过程。

⑤ 流动即疗愈。

沙子、水①、交通工具、沙盘中活动的人和动物等给人以流动的感觉，可以促进心理能量流动起来。就像血液流动是生命的象征一样，心理能量的流动即疗愈。

⑥ 守护即疗愈。

沙盘中出现了智者、长者、英雄人物、神话人物等，沙游者往往有被守护的感觉，可以从中获得疗愈。

沙盘的这些设置决定了无论有没有守护者，无论守护者的专业能力高低，只要沙游者全身心投入去做沙盘游戏就会获得疗愈。

（2）沙盘游戏的过程。

沙盘游戏的疗愈来自自性，指向自性，为自性服务②。在这个过程中，沙游者看到未曾看到的自己，觉察到未曾意识到的自己，表达出未曾表达过的自己……这个过程本身就是疗愈。

① 看到即疗愈。

沙盘的制作过程是一个沙游者在无意识状态下自由表达的过程，也是沙游者自我探索的过程。自我探索的过程也是无意识意识化的过程。当沙游者选择沙具时，无意识的内容就会通过沙具投射出来，仿佛心灵的角落透进来亮光，暗处的无意识被看到，进入意识世界，看到以前看不到的地方就是疗愈的开始。

无意识意识化最先是通过感受意象实现的，其内容往往具有模糊性和不确定性。

② 觉察即疗愈。

无意识的内容通过意象被看到，这个过程叫作无意识意识化。被意识到的无意识已经成为新的意识。这种意识最初是以意象来呈现的，沙游者通过对意象的感受和加工，可以从中抽离出来，从而获得自我觉察，这种觉察是沙游者解决问题和成长的重要途径。自我觉察与无意识意识化的区别是：自我觉察的内容是以语言和逻辑的形式呈现的，它清晰而确

---

① 底部的蓝色可以象征水。

② It's of self，to self and for self.

定;无意识意识化往往伴随情绪的宣泄而呈现,它往往较为模糊,有时候还带有不确定性。

举例来说,沙游者在抚沙的过程中,大脑中浮现出了一系列意象,深有感触,泪流满面,这个过程中有无意识意识化的内容;沙游者抚沙完毕,很有感触地说"我真正明白了,感情就像手中的沙子,越是握得紧,失去得越快",这是自我觉察。

③ 表达即疗愈。

沙游者制作沙盘的过程是自由表达的过程,获得自由即获得疗愈。

沙盘游戏的治疗途径还有很多,只要沙游者动手做了沙盘,就会有疗愈发生。

15. 意象沙游使用"守护者"代替"咨询师",使用"沙游者"代替"来访者"①,有什么重大意义?

经典沙游称沙盘游戏②中的两个人为"咨询师"和"来访者",意象沙游则使用"守护者"和"沙游者"来指称二者。

这种变化的意义如下:

(1) 将人本主义心理学引入沙游技术。

"咨询师"和"来访者"的称谓,一个为"师",一个为"者"。"师"总是给人以高大上的感觉;相比之下,"来访者"与"求助者"中的"者",在地位上明显处于劣势。

"守护者"和"沙游者"的称谓本身就包含尊重,同时给人以亲切、温暖和平等的感觉,彰显了人本主义精神。

"守护者"概念的提出,强调了关系和积极关注的重要性,使沙游技术由注重荣格分析心理学转向人本主义心理学和荣格分析心理学并重。

(2) 解决了双重关系的困扰,扩大了应用范围。

"咨询师"和"求助者"的称谓把两人的关系限制在了咨询关系层面,

---

① 有时候也称来访者为求助者,下同。

② 这里是指个体沙盘游戏,经典沙游创立之初没有团体沙盘游戏。

因此,经典沙游的这两个称谓主要适用于心理咨询和心理治疗领域。

这种称谓上的改变解决了许多心理工作者的重大困惑:他们将不再因为双重关系问题而纠结。心理工作者将不仅仅可以给求助者做沙盘,还可以使用沙游技术守护孩子、学生和朋友。这就扩大了沙游技术的适用范围,使其功能扩展到心理咨询与心理治疗、教育教学和娱乐放松等多个领域。

(3)重新定义了沙游工作者的准入标准。

守护者概念的提出,使沙游工作者的主要任务变为守护,而守护的技术相对比较容易掌握,这就重新定义了沙游工作者的准入标准。意象沙游不以学术水平和知识技能的高低来衡量一个人是否适合学习和使用这个技术。相关从业人员不一定要有高学历,不一定要经历长期的心理学专业学习,只要拥有完善的人格结构,经过短期培训,大都可以胜任意象沙游守护者的工作。

(4)让心理咨询技术变得简单易学。

意象沙游的核心理念是"自强不息,无我守护",其核心的心理咨询技术就是守护。守护是一门简单易学的心理咨询技术。

意象沙游的心理咨询技术操作性很强,学习起来比较容易,这非常有利于沙游技术的迅速普及,让更多的人获益。

16. 意象沙游可以应用在哪些领域?

意象沙游扩大了应用范围,在心理咨询、教育教学和娱乐放松等领域都有着非常广阔的应用前景。

(1)心理咨询。

经典沙游主要应用于心理咨询和心理治疗领域。在中国,无论是沙盘游戏疗法,还是箱庭疗法,它们都和心理咨询和心理治疗技术相关。

意象沙游传承了经典沙游的这一基本功能。从年龄阶段来看,意象沙游广泛适用于4岁以上人群;从咨询方式来看,意象沙游适用于个体心理咨询,也适用于团体心理咨询;从咨询的性质来看,意象沙游既适用于发展性咨询,也适用于健康咨询;从适用不同程度的心理问题来看,意象沙游适用于一般心理问题、严重心理问题、神经症以及抑郁症等精神疾病康复期的治疗,但它不适用于精神分裂症、躁狂症等严重精神疾病的治疗。

（2）教育教学。

意象沙游不仅可以用于心理咨询,还可以用于教育教学。

意象是幼儿思维的内容,也是幼儿表达的重要工具。意象思维是幼儿的主要思维方式,意象体①是幼儿用于投射意象的最佳载体,它可以作为教具来使用。意象沙游不仅是幼儿进行表达训练的方式,打开了一扇幼儿语言训练的大门;它还是幼儿情感的寄托,是促进幼儿心理发展的重要途径。

在童年期,儿童的逻辑思维开始发展,但是仍然需要意象思维的支持。这一时期,书面语的学习和作文训练成为教育教学的重要内容。提起作文课,有些家长和孩子就感到头痛,每次写作文,总是要搜肠刮肚。意象沙游解决了这个问题:先做个沙盘,接下来讲一讲,把讲的内容记下来,再修改一下……不知不觉中,一篇作文就完成了。

进入青少年期,随着思维的发展,青少年可以离开意象体,越来越多地进行逻辑思维。当他们陷入逻辑思维而不能自我觉察的时候,意象可以在教育中继续发挥独特的作用。意象可以增强他们的感性,让他们通过感受获得更多的信息,也可以让他们实现抽离,觉察到问题的本质。

（3）娱乐放松。

很多人做过沙盘游戏之后会问咨询师:"您看看我有什么心理问题吗?"一些人会要求咨询师分析自己的沙盘作品。如果咨询师没有给出分析,他们可能会非常失落,甚至会感到一无所获。

没有心理问题的人可以做沙盘游戏吗?

做沙盘游戏必须要找出一些所谓的"问题"吗?

人们常说"不忘初心,方得始终"。让我们看一看沙盘游戏的源头就能回答这些问题了。

英国小说家威尔斯在其《地板游戏》一书中记述了他和他的两个儿子

---

① 也称沙具或者玩具。

使用各种玩具在地板的指定区域内做游戏的过程。威尔斯发现儿子们在玩的过程中,有一种"奇异的愉悦感"。十几年后,英国心理学家洛温菲尔德,受其启发创立了"世界技法",这一技术就是沙盘游戏的雏形。

从沙盘游戏的源头来看,沙盘游戏不是必须要用于心理咨询或者心理治疗的,它可以仅仅是一种游戏。沙盘游戏的参与者完全可以在游戏中获得愉悦感,从而被激发创造性或者获得放松的体验。因此,娱乐放松是意象沙游的一种基本功能。

17. 什么是野蛮分析?

在沙盘游戏中,所谓野蛮分析就是不专业的分析,即不科学、不符合分析心理学原理的分析。野蛮分析也指虽然分析得很专业,但以不专业的方式透露给来访者的分析,主要表现为:

(1) 不合时宜地向来访者透露分析内容;

(2) 向来访者透露不该透露的分析内容;

(3) 使用不恰当的方式向来访者透露分析内容。

从技术层面来讲,如果一个具体的分析结果,在当下的动力方面和特殊性方面存在被不正确理解的可能性——尤其是被压抑的内容在没有充分考虑阻抗和移情的情况下,被简单地告诉来访者,这一解释就是野蛮分析。

简言之,一切不利于来访者或者存在伤害来访者的可能性的分析都是野蛮分析。

18. 在沙盘游戏中,野蛮分析是如何产生的?

一般来说,以下几种情况容易导致野蛮分析:

(1) 一知半解。

沙游咨询师或者守护者专业知识不够精深,没有掌握正确的分析方法,对分析技术一知半解,导致分析结果往往不符合实际。

(2) 教条主义。

有些沙游咨询师从某些分析理论出发,使用这些理论分析来访者,并把得到的结果认定为事实。他们觉得来访者出现了符合某个理论中提到的行为现象,便判定来访者此时具有该理论中提及的心理状态,并且不顾及来访者的感受直接指出。

(3) 缺乏自信。

有些沙游咨询师喜欢通过向他人展示自己的分析技能,来吸引或者讨好来访者,从而获得所谓的自信。这并不是自信,而是一种掌控感。痴迷于获得掌控感,正是这些咨询师缺乏自信的表现。

(4) 盲目自大。

有些沙游咨询师做过一些成功的案例,就骄傲起来,盲目自大,认为自己的分析水平很高,自己说的就是对的,并喜欢把自己的想法强加给来访者。

……

导致野蛮分析的因素还有很多,沙游咨询师要及时觉察自己的言行,尽量避免野蛮分析的发生。

19. 在沙盘游戏中,如何避免野蛮分析?

为了有效避免野蛮分析,沙游咨询师需要遵守以下几个原则:

(1) 以人为本。

沙游咨询师要严守人本主义心理学理念,以保护来访者、促进来访者身心健康为根本目标,认真做好心理咨询和心理辅导工作,做一个优秀的心理健康守护者。

(2) 实事求是。

实践是检验真理的唯一标准,沙游作品的分析要接受实践的检验。野蛮分析者的思维是由理论去推定事实,这是沙游咨询师的禁忌。如果理论的分析与来访者的实际情况相背离,沙游咨询师就不能把分析结果强加给来访者,更不能以"你的无意识就是这样的"[①]来粗暴对待来访者。

(3) 用心守护。

在沙游作品制作的过程中,来访者的状态和一言一行,都是分析的重

---

① 偶有人习惯使用这样的语言向求助者、异见者施行冷暴力,或者掩盖自己的无知。

要参考;而分析作品的最终目的还是分析来访者,一旦离开对来访者的感知,单纯地分析沙游作品,也就偏离了分析的目的。离开了守护过程,分析者就丢失了大部分具有重要参考价值的信息。沙游咨询师或者守护者一定要记住:没有守护就没有分析。

(4)真诚对话。

在沙游分析的过程中,沙游咨询师或者守护者遇到不明白或者有疑义的问题,最好的解决办法是展开一场对话。

如果先前的分析与对话中获得的信息不一致,沙游咨询师或者守护者要以沙游者的感受和对话内容为主要依据。

沙游咨询师或者守护者做分析的时候要贴着沙游者的感觉走,坚持把与沙游者的对话内容放在第一位。从某种意义上来讲,没有对话就没有分析。

(5)适当留白。

初始意象和分析意象永远无法完全重合,任何分析都不可能完全符合沙游者的实际情况;沙游者也不需要一个与自己的想法完全重合的分析。因此,沙游咨询师或者守护者不必追求完美的分析结果,遇到不明白的问题,也可以适当留白。

(6)不可轻言。

学会闭嘴,多听少说。在大多数情况下,野蛮分析不是分析错误,而是沙游咨询师或者守护者不合时宜地向沙游者透露了分析结果。

可以让沙游者悟出来的内容尽可能不透露;对沙游者无益的内容绝不透露。沙游咨询师或者守护者要准确把握哪些分析结果可以透露、在什么时机透露以及以怎样的方式透露。不知道该怎么办的时候,及时止语并关注沙游者的感受始终是沙游咨询师或者守护者最好的选择。

(7)不断精进。

沙游咨询师或者守护者要避免野蛮分析,就要树立终身学习的理念,认真学习相关知识,加强专业修养,不断精进,提升专业技能。

(8)提高认识。

要从根本上避免野蛮分析,沙游咨询师或者守护者需要提高认知。

学习心理学、心理咨询及心理治疗的终极目标包括以下几点：

① 更加理解和包容他人；

② 帮助自己或其他人更顺利地渡过心理难关；

③ 帮助自己或他人过上更好的生活。

沙游咨询师或者守护者一旦提高了认识，就不会再执着于分析，野蛮分析也会相应减少。

20. 意象沙游的疗愈和经典沙游的疗愈方式有什么不同？

在经典沙游中，沙游咨询师为来访者提供自由和受保护的空间，与来访者共情，并陪伴来访者进行自我探索。在这个过程中，沙游咨询师类似黑暗世界里的"掌灯人"，照亮了来访者自我探索的道路。来访者按照自己的步调前行，在不受语言文字催促的情况下，通过积极想象以及情感流动去修复创伤。经典沙游疗愈过程更多在无意识层面发生。

意象沙游则有两种疗愈方式：一种方式继承了经典沙游的精髓，主要在无意识层面进行疗愈；另一种方式发挥了沙盘游戏的平台优势，在沙盘游戏平台基础上，引入催眠疗法、意象对话、焦点疗法、认知疗法等咨询技术，这些技术有的是在无意识层面工作，有的是在意识层面工作，有的甚至在行为层面进行干预。

21. 意象沙游和经典沙游的疗程长短有什么不同？

一般来说，经典沙游的疗愈过程比较长，普遍在六周以上。虽然经典沙游的疗程较长，但相对来说效果较为稳定。

意象沙游不像经典沙游那样强调自性带来疗愈，也不再强调必须在无意识水平工作这一原则。它以人本主义思想为基调，使用多种心理技术，帮助沙游者实现心理疗愈或者获得心理发展。它强调以"容纳、信任、专注、无我"为守护原则，从沙游者自身需要出发，运用意象促进沙游者更快地发现无意识中的情结，通过表达获得积极关注或者进行情绪宣泄，通过自我梳理获得"抽离"，从而实现自我疗愈。意象沙游因为借助不同的技术进行工作，所以疗程会有所不同，总体上会更短一些。

第四章 沙盘游戏的操作技术

沙盘游戏传入我国之后,在心理学界引起了巨大的反响,很多心理工作者开始关注、学习沙盘游戏理论和技术。

然而,许多沙盘游戏学习者最关注的却不是它的操作和体验,而是它的原理,尤其是沙盘游戏的分析原理。

这或许是因为大众对沙盘游戏缺乏了解,有些人甚至有很深的误解,他们认为沙盘游戏是"发现-解决问题"模式。他们往往认为学习沙盘游戏只有先学会分析,才能学会治疗。

领悟到沙盘游戏的实质之后,人们就会发现以下几点:

◇ 沙盘游戏不是"发现-解决问题"模式。

◇ 沙盘游戏自带疗愈功能,只要认真做就会有疗愈发生。

◇ 以人本主义思想为基础的守护最重要,守护工作做得好,沙盘游戏的效果就好。

◇ 要做好沙盘游戏,就要重视守护的过程,而不是对结果的分析;沙盘游戏的分析最终是为更好地守护沙游者服务的。

沙盘游戏技术的初学者最重要的是掌握守护的技术。而这一技术的核心就是对守护过程的熟悉和对守护理念的理解与内化。

在沙盘游戏中,守护者必须明确自己的角色和界限,营造安全的心理疗愈环境,陪伴沙游者深入探索与自我成长。

一些心理治疗的实践也证明了守护技术的重要性。

"其实,所有青春期的孩子都一样,问题和困惑是成长的契机,只要教师耐心守护,发掘出他们自我治愈的力量,孩子就可以转变和进步。"[1]

"心理教师要保证环境稳定安静、不受干扰,不能让其他人无意中进

---

[1] 李文怡:《沙盘游戏室里的守护》,载《人民教育》2013 年第 9 期,第 43～44 页。

入沙盘室或是敲门，也不能让手机铃声响起，教师自己也不能随意走动，要始终守护住沙盘，为他们的心灵自我调节提供安全保障。""心理教师除了要为儿童守护好安全的物理空间，还要营造良好的心理空间。"①

"帮助他人在方法论上的出发点应该是：他人本来没有什么问题，本不需要外来帮助，我们所给予的帮助不过是一点助力，使他发现、认识他本来的宝藏而疏通他堵塞的地方。"②而这种助力就是守护和适当点拨，如果没有能力去点拨，先做好守护就好了。

以下把操作技术相关的问题分为三类，并予以初步解答。

一、个体意象沙游操作流程相关问题

意象沙游规范了个体沙盘游戏的操作流程。

一般来说，个体意象沙游有 10 个操作步骤，即：准备工作、放松、指导语、守护与记录、确认、体验、交流、命名、拍照和拆除。

下面按照操作过程的顺序，把常见的问题列举出来，并做出初步解答，以供参考。

（一）准备工作

1. 沙盘室里的沙具越多越好吗？

沙具是投射意象的工具。

沙具种类齐全、数量众多，沙游者选择的自由度就大，投射出沙游者的内心世界也就丰富多彩。

但沙具过多，也有可能会影响沙游者的选择、表达和治疗。国际沙盘治疗学会主席茹思·安曼曾强调："应该抵制过多地收集和提供那些已经定义好的沙具的诱惑。"

当沙盘制作完成后，有些咨询师会遮挡沙具架，防止对来访者造成

---

① 王彩君：《浅谈心理教师如何在沙盘游戏中做好自闭症儿童的陪伴》，载《文化创新比较研究》2019 年第 17 期，第 17～18,29 页。

② 李仁艳：《陪伴的力量——箱庭游戏中读心》，载《青少年日记（教育教学研究）》2019 年第 6 期，第 274～275 页。

干扰。

咨询师热衷于收集沙具,可能是热爱沙游的表现,可能是内心匮乏或者缺乏自信的表现,也可能是情结的驱使。

咨询师可以收集更多的沙具以增加沙游对来访者的吸引力,同时也要学会更好地利用沙子、语言、音乐等其他媒介来投射意象,不断提高自己解决问题的能力。意象沙游把意象对话引进沙盘游戏,有效地解决了沙具不足的问题。

因此,沙盘室里的沙具种类齐全、数量相对丰富即可,并不是越多越好。在数量上有了一定优势之后,咨询师可以追求提升沙具的品相;但这不是最重要的,最重要的是提升自己灵活使用沙具、调用意象进行疗愈的水平。

沙游者用沙盘游戏做团体咨询或者上沙盘游戏课程时,对沙具数量的需求更大。在种类丰富的条件下,守护者可以根据团体规模和学生人数确定所需沙具的数量。

2. 沙盘中放多少沙子合适?

沙盘中,一般放置 2～3 厘米厚的沙子即可。

沙子放得太少,不方便沙游者使用沙子固定沙具;沙子放得太多,多余的沙子会影响沙游者制作沙盘,尤其不方便做出水面来。

到底放置多少沙子,最终还要由沙游者来决定。通常来说,守护者应保证沙盘旁边放置半桶沙子,并在桶中放置一套移动沙子的器具,以便沙游者在沙盘与桶之间移动沙子。

3. 黄沙和白沙有什么区别?

在沙盘游戏中,常见的沙子主要有白色和黄色以及粗细之分。守护者要清楚不同颜色和质感的沙子的用途和一般象征意义。

白沙可以做雪景,往往象征着精神上的纯洁无瑕,适应精神层面高要求者的需求。白沙虽然有不可替代的功能,但是它往往是人工制作而成的,手感并不好。

黄色既象征着高贵,又象征着天然朴实。绝大多数天然沙子呈现黄色,所以黄沙是天然沙的代表,尤其是质地细腻的黄色海沙为多数沙游者喜欢,要多备。

4. 沙盘游戏中,守护者要准备什么样的沙子?

守护者要尽量满足不同沙游者多种层次的需求,尊重沙游者的感觉,为沙游者准备不同颜色和质地的沙子;如果沙游者没有明确的要求,守护者在咨询、教学中,大多倾向于准备天然色彩的细腻海沙。

5. 干沙盘与湿沙盘有什么不同?

干沙盘和湿沙盘有如下不同:

(1)观感不同。

干沙盘使用底部的蓝色表达水的意象,湿沙盘使用真正的水表达水的意象,二者的观感效果有明显不同。

(2)手感不同。

干沙流动性好,可以体验到抓握不住的感觉;湿沙盘的手感更加贴近真实。不同的人感受不同,对沙的舒适性感觉也是不同的。

(3)功能不同。

干沙盘方便做路、沙漠、平原等;湿沙盘适宜做河流、山峰、山洞,便于塑造各种形状。

(4)便捷程度不同。

现在流行的多是干沙盘,干沙盘便于使用和清理;湿沙盘因为清理起来较为麻烦,晾干也比较困难,所以平时使用较少。

(5)适用人群不同。

成人一般喜欢使用干沙盘,儿童大多数喜欢玩湿沙盘。

6. 如何准备湿沙盘?

首先,要确保沙盘室中至少有一个不漏水的沙盘。可以采用塑料垫子来确保沙盘不漏水;也可以使用玻璃胶填充沙盘缝隙的方法修复沙盘,防止漏水。

其次,要在沙盘室准备一个水桶和喷壶,方便沙游者往沙盘中加水,或者往沙子上面喷水。

此外，还要准备干燥沙子的工具。

7. 在个体意象沙游中，守护者和沙游者座位的摆放应该遵守什么规则？

在个体意象沙游中，守护者和沙游者的座位以摆放在距离沙盘边缘30～50厘米为宜。如果离得太近，沙游者会有受压迫感；如果离得太远，沙游者会有隔离感，难以感觉到被守护。一般情况下，沙游者坐在沙盘的宽面，守护者坐在沙游者左侧；如果沙游者是幼儿，或者是左利手，守护者可以坐在沙游者右侧。

以上是沙游者未就座位问题提出任何要求的情况下应遵循的一般原则。如果沙游者有自己想坐的位置，守护者要尊重沙游者的感觉，让沙游者自主选择。

沙游者开始做沙盘的时候，守护者最好将座位移动至距离沙盘稍微远一点的地方，以既能够看到沙盘里的沙具，又不影响沙游者从沙盘四周往里放沙具为宜。守护者也不是必须一直坐在那里，可以根据需要或站或坐。

在制作开始后，沙游者的座位也可以稍作移动，以便于沙游者制作，但不要移动到很远的地方。有时候，沙游者会坐下来看一会儿再投入制作。在制作完成之后，双方可以把座位复原到初始的位置，以方便讨论。在整个过程中，守护者都要注意不侵犯沙游者的空间。

总之，意象沙游注重守护关系的建立。无论是坐是站，守护者要带给沙游者舒适、安全、自由与受保护的感觉，守护者与沙游者的沟通是自然而轻松的就好。

8. 作为心理咨询技术的意象沙游，守护者需要搜集沙游者的哪些资料？

使用意象沙游做心理咨询，守护者需要尽可能多地收集沙游者的以下资料：

（1）人口学资料；

（2）个人成长史；

（3）个人、家族健康史；

（4）个人、家族受教育情况；

（5）个人生活方式、社交情况；

（6）家庭关系，对家庭成员的看法；

（7）目前的学习、生活、工作状况；

（8）过往重大事件、近期生活中的遭遇；

（9）自我心理评估；

（10）沙游者的言谈举止、情绪状态、理解能力等；

（11）心理问题发生的时间、痛苦程度，以及对工作与生活的影响；

（12）心理问题的症状，有无躯体症状，有无自杀倾向；

（13）心理冲突的性质和强烈程度；

（14）心理问题的测量实验结果；

（15）沙盘游戏经历及相关资料；

（16）沙游者的目的与愿望；

（17）有无精神症状，自制力如何；

（18）至少两个监护人或紧急联系人的联系方式。

以上各项，根据沙游者不同的身份、年龄特点、咨询目标等，有选择性地收集，不应以收集到所有资料为目标。

9. 作为心理咨询技术的意象沙游，收集沙游者资料的途径有哪些？

搜集资料的途径可以是多渠道的，守护者灵活掌握，一般来说有以下几种途径：

（1）摄入性谈话；

（2）观察记录；

（3）访谈记录；

（4）心理测量与问卷调查；

（5）专用表格。

守护者可以针对不同的沙游者设计专门的表格来收集资料，这样可以起到事半功倍的效果。

收集沙游者资料的途径必须是合法的,在此基础上,要考虑收集资料的便捷性和效率,也要考虑对沙游者可能造成的影响。

10. 使用意象沙游进行教育教学,意象沙游教师需要收集哪些资料?

使用意象沙游进行教育教学,意象沙游教师需要收集以下资料:

(1)场地信息。

使用意象沙游进行教育教学,一般有一定的场地要求。根据教学目标准备好教学场地是意象沙游教师要做的第一件事情。

(2)学生信息。

意象沙游教师还要收集学生的数量、年龄、年级、学习成绩、个性特征等信息。这就是教学备课中的备学生。教育教学既要注重共性,也要注重个性,因材施教是使用意象沙游进行教育教学的重要原则。

(3)教材信息。

使用意象沙游进行教育教学,大多没有现成的教材,教学内容需要意象沙游教师结合学科教学等实际情况,大胆创新,自主设计。建议教师多方收集材料,积累素材,自主编写校本教材。

11. 以放松娱乐为目的的意象沙游是否也需要收集沙游者的资料?

在以娱乐放松为目的的意象沙游活动中,守护者不必为收集沙游者的资料耗费大量精力,初步了解沙游者的年龄、性别、兴趣爱好和紧急联系人即可。

12. 使用意象沙游进行心理咨询需要设定咨询目标吗?

所有的专业心理咨询都要设定咨询目标,使用意象沙游进行心理咨询也不例外,否则就无异于常见的聊天和游戏。

13. 沙游者的咨询目标和守护者想设置的目标不一致,怎么办?

守护者必须与沙游者或其监护人商定咨询目标。当沙游者提出的咨询目标在守护者看来不切实际或者有方向性问题时,守护者和沙游者可能会出现分歧。

如果出现这种情况,守护者就不必纠结于以哪一个目标为准。这是因为商定目标是一个过程,通过努力,能够达成一致即可。

意象沙游作为建立咨询关系的一种手段,商定咨询目标不一定在准备阶段完成,可以先建立关系,再商定咨询目标。虽然尽早达成一致目标非常重要,但是沙游者对问题的理解需要一个过程。因此在咨询过程中,咨询目标的变化是常有的。

针对有些未成年沙游者,由于其心智尚未发育成熟,对咨询目标的理解也不成熟,守护者有些时候需要与其监护人共同商定咨询目标。

在双方出现严重分歧,最终不能达成一致的时候,要及时转介绍。

14. 在意象沙游开始之前,守护者需要做哪些准备?

在意象沙游开始之前,守护者要做好如下准备:

(1)环境创设和物质准备。

一个优雅安静的环境,有利于沙游者深入探索自我,开启自性化的进程。守护者要准备好沙盘、沙具、记录表格、纸巾等,静待沙游者到来。

(2)建立关系和商定目标等准备。

准备工作包括:收集沙游者的资料,与沙游者沟通需要解决的问题;确定适合心理咨询后,商定咨询目标,制定咨询方案;约定好咨询时间;向沙游者说明保密事项,签订咨询协议等。

(3)守护者自身的状态准备。

守护者要休息好,养足精神,调整好状态,关闭手机或将手机调至静音状态。如果有助手,可提前给助手布置好任务。

15. 什么是引导来访者进入意象沙游活动的合适时机?

引导来访者进入意象沙游活动的合适时机取决于心理咨询进程的需要和来访者对意象沙游的态度。

(1)心理咨询进程的需要。

个体意象沙游可以在心理咨询一开始就导入,也可以在心理咨询进行一段时间之后再导入。

从这个角度看，常见的个体意象沙游导入时机有以下几种：

① 当来访者不愿意或者不能确切表达自己的时候；

② 当来访者被阻塞在情感中而停止前进的时候；

③ 当来访者遇到两难选择的时候；

④ 当来访者准备面对心理创伤的时候。

（2）来访者对意象沙游的态度。

来访者对意象沙游的态度通常有以下三种状况：

① 来访者看到沙游意象体后，感到好玩或者十分兴奋，这种情况就非常适合导入意象沙游。

② 来访者一开始并没有对意象沙游表现出特别的兴趣，但经过咨询师的介绍，愿意试一试，这时候也适合导入意象沙游。

③ 来访者明确表示不喜欢或者不愿意做，这时候就不适合让来访者进入意象沙游。

16．不适合做意象沙游的具体情况有哪些？

出现以下情况，不适合做意象沙游：

（1）守护者或者带领者方面。

① 守护者人格不完善，不适合做个体意象沙游；

② 守护者与沙游者不匹配，不适合给沙游者做个体意象沙游；

③ 守护者与沙游者有相同或相似情结且未处理好的，不适合为该沙游者处理相关问题；

④ 带领者没有带领小组的专业技能，不适合带领团体意象沙游。

（2）沙游者年龄方面。

① 4 岁以下的婴幼儿不适合做意象沙游；

② 年龄太大不能完成沙游活动的，不适合做意象沙游。

（3）沙游者身体健康状况方面。

① 对沙子过敏的，不适合做意象沙游；

② 身体状况不支持完成沙游活动的，不适合做意象沙游；

③ 有冠心病等不适宜有情绪波动的,不适合做团体意象沙游。

(4)沙游者心理健康状况方面。

① 抑郁症以外的精神疾病。

精神分裂症患者没有自知力,不适合做意象沙游;躁狂症患者发作时,丧失自制力,会破坏沙具,也不适合做意象沙游;偏执型精神病患者也不适合做意象沙游。

② 有严重人格问题者。

有严重人格障碍者或者变态人格者,做心理咨询效果不明显,也不适合做意象沙游。

(5)沙游者意愿度方面。

沙游者不同意做意象沙游的,不能勉强去做;即使勉强做了,沙游者也大多不会有好的效果。

(二)放松

1. 沙游者做意象沙游,需要提前进行放松吗?

放松可以让沙游者迅速进入沙游准备状态,同时放松也具备疗愈功能,但这个环节不是在所有的情形下都必须具备的。

(1)一般情况下,意象沙游守护者要给沙游者做放松训练。放松有以下几点意义:

① 放松可以让沙游者的思绪更接近无意识层面,从而呈现出更加真实的状态;

② 放松本身就是一种心理治疗方法,可以减轻沙游者的焦虑程度;

③ 定能生慧,沙游者放松后能够镇定下来,促进自我觉察。

(2)不强求所有沙游者都要经历放松环节。

是否设置这一环节,一看沙游者的特点,二看咨询目标。年龄小的、想象力差的沙游者做沙盘游戏可不用此环节;放松无助于达成意象沙游目标时,也可以省去此环节。

2. 意象沙游的放松方式有哪些?

常见的意象沙游的放松方式有以下几种:

（1）呼吸放松。

呼吸放松是最常见的放松方式，操作简单易学。绝大多数短暂性的放松都可以采用此方式。

（2）想象性放松。

想象性放松也是常见的放松方式。沙游者通过想象一些特定的场景获得放松。想象性放松可以结合呼吸放松，效果会更好。作为二者结合的代表，沙滩漫步是意象沙游常用的放松方式，往往能轻松带出沙游者的意象。

（3）肌肉放松。

先让身体某处肌肉处于高度紧张状态，然后突然转为松弛状态，以此获得放松的方式称为肌肉放松。

（4）其他放松方式。

除了以上方式之外，守护者也可以通过其他方法来让沙游者放松，比如聊家常、抚触、拍打等。守护者可以选择运用自己熟练掌握的方式给沙游者做放松训练。无论采取哪种方式，守护者均需要沙游者许可，并运用得体，谨慎对待可能出现的移情现象。

3. 在意象沙游中，使用想象性放松技术需要注意哪些事项？

在意象沙游中使用想象性放松技术，需要注意以下几点：

（1）时间控制。

放松时间过短，可能达不到预期效果；放松时间过长，容易让沙游者进入催眠状态，甚至睡眠状态，不利于继续探索。放松时间根据沙游者不同的状态可以适当调整，一般以 2～3 分钟为宜。

（2）语音语调。

守护者给沙游者做放松训练的时候要语气温和，语速轻缓。声音高低要随着沙游者的声音来调整。如果沙游者声音过高，守护者的声音可以稍微调低一点；如果沙游者声音过低，守护者的声音可以稍微调高一点。

（3）无我同在。

指导语可描述事实,但不要加入守护者的感受,要做到不投射守护者的任何主观意识。比如不能说平静的大海、温暖的阳光等。可以这样说:"这是一个夏天的傍晚,你独自一人,光着脚丫,在沙滩上漫步,身后留下一个个脚印……"

守护者要关注沙游者的情绪波动情况,继续或停止指导语,或引导沙游者释放情绪。

4. 在意象沙游中,"沙滩漫步"的场景是否会对沙游者有暗示作用?是否可以换一个场景?

在意象沙游中,使用"沙滩漫步"的场景帮助沙游者放松,确实会对沙游者造成一定的暗示。有人可能因此在沙盘中做出了海边的场景,但这并不妨碍沙游者的自我探索。

此环节的设计目的是让沙游者在自然放松的状态下,去呈现、表达自己。只要能够推动沙游者进行探索和表达,守护者也可以换用其他场景来进行放松活动。

5. 在个体意象沙游放松环节,沙游者出现情绪了怎么办?

沙游者出现的情绪可能是积极的,也可能是消极的。如果是前者,守护者应鼓励沙游者表达分享即可;如果是后者,守护者要根据不同情况灵活处理。以下做法可供参考:

(1)坚持按照原则守护,让沙游者感受到被允许、被接纳;

(2)以沙游者为中心,鼓励沙游者表达和宣泄自己的情绪;

(3)使用"六步守护法"守护,即止语、靠近、注视、共感、回应、认知;

(4)不必执着于沙盘技术,也可以使用其他方式,比如催眠疗法、意象对话技术等。

（三）指导语

1. 守护者如何组织指导语?

指导语是守护者教给沙游者如何制作沙盘的指导性说明。因此,指导语要简洁明了、通俗易懂。

意象沙游的指导语应包含以下两层意思:

(1)制作沙盘可以使用沙子、沙具、水和沙箱底部的蓝色这四样元素,沙游者可以任意选择与组合。

(2)沙游者是自由的。在不破坏沙具、不影响他人的前提下,沙游者想怎么做就怎么做。

指导语最好由守护者自己来组织。守护者在使用自己的语言来说时,如果感觉有些困难,可以参考下文,引导来访者进入沙盘游戏:"沙箱的底部是蓝色的,你可以利用它做天空、大海、河流、湖泊……你可以抚平沙子,可以用沙子堆山,可以往里面倒水;这些架子上的玩具,你可以选择任何想要的,把它们放在沙盘中,最终创造出一幅自己想要的图案。你可以使用任何玩具,多少都可以,在沙盘中做什么都可以,没有时间限制……"

2. 指导语没有说完,沙游者已经开始做了,要叫停沙游者吗?

指导语的用途是帮助沙游者顺利进入沙游操作,如果指导语没有说完,沙游者已经开始制作沙盘了,就没有必要让沙游者停下来并给出指导语,但可以适时做出补充。在补充的时候,守护者要贴着沙游的活动进程进行表达,如:"好的,就是这样""想用哪个玩具都可以""沙箱底部是蓝色的,你可以做大海、河流、湖泊""没时间限制"等。

3. 沙游者说自己脑子里空空的,不知道该如何开始,怎么办?

沙游者说自己脑子里空空的,可能有以下情况,守护者要根据不同情况灵活处理。

(1)沙游者有防御。

出现这种情况,可能是因为沙游者有防御。这时候守护者要向沙游者介绍沙游的作用,说明它对沙游者的意义;守护者要告诉沙游者,他是自由的,可以做也可以不做,想怎么做就怎么做……

(2)沙游者不在状态。

出现这种情况,可能是因为沙游者没有调整好自己。这时候守护者可以继续帮助沙游者放松,让沙游者继续调整自己的状态。

（3）沙游者想象力不足。

有些沙游者想象力不足，他们不是不想做，而是真的不知道该怎么做。守护者可以这样告诉沙游者："没关系的，你可以去陈列架那儿看一看，看看哪个沙具是你有感觉的，就拿过来放在沙盘中，过一会儿你就能作出一幅图来了……"

（4）沙游者没有深入感受当下。

有的沙游者反映自己脑子里空空的，其实这也是一种感受。守护者可以从这种感觉入手，问："你愿意描述一下这个空的感觉吗？"

守护者也可以带领沙游者来到陈列架前，取一个能代表此刻"脑子空空的自己"的沙具，问："你有什么话对它说？""它想对你说什么？"

以上处理方式仅供参考。意象沙游不拘泥于沙盘，也不拘泥于守护者的流派。守护者只要带给沙游者被接纳、被关注、被守护的感觉，沙游者就能够顺利进入状态。

4. 守护者说指导语的时候漏掉了一部分，后来才发现，怎么办？

一般来说，漏掉一部分指导语往往会对沙游的效果产生一定影响。守护者可以采取以下方式应对：

（1）不变应对。

守护者保持平和的心态，允许自己没有做到完美。守护者这时候要看看遗漏的部分是否对沙游产生了影响，如果没有或者产生的影响不大，就不必补充指导语，全力做好其余的步骤即可。

（2）处变不惊。

"重为轻根，静为躁君。"①守护者要稳住自己，处变不惊。如果守护者发现遗漏的指导语对沙游进程可能产生较大影响，可以考虑补充指导语。补充指导语时要尽量找准时机，以淡化补充的痕迹，减少对沙游者自我探索的干扰。

---

① 见《道德经》第二十六章。

（四）守护与记录

1. 在选择沙具的时候，沙游者长时间犹豫不决，怎么办？

在选择沙具的时候，沙游者长时间犹豫不决，守护者要根据以下不同情况，灵活处理：

（1）沙游者在思考。

对于沙游者来说，"犹豫不决"本身就是思考与成长，守护者要给予充分的尊重，让沙游者在"犹豫不决"中自我成长。这正是沙游在发挥作用的关键时刻，守护者做好守护就可以了。一般情况下，沙游者是不会无限制地"犹豫不决"的，守护者安心守护即可。

（2）沙游者在求助。

沙游者的沉默有时候是非言语求助，求助的内容可能涉及找不到合适的沙具、不知如何选择、不知如何解释、不知如何面对等。守护者可以问："有什么需要我帮助吗？"收到沙游者回应之后，守护者根据具体求助内容给予帮助。

（3）沙游者状态不好。

沙游者的犹豫不决也可能是因为沙游者状态不好，守护者要察言观色，进行判断。如果沙游者出现严重焦虑、情绪失控等情况，守护者要及时介入。

2. 在意象沙游中，守护者如何与沙游者保持适当的距离？

守护者与沙游者保持适当的距离对心理咨询的进展有着非常重要的意义，具体来说，守护者与沙游者要保持两种距离。

（1）身体上的距离。

① 在初诊接待阶段、放松阶段和交流阶段中，守护者需要与沙游者保持正常的社交距离，一般为 50～100 厘米。守护者通过观察沙游者的坐姿、表情、手势等来判断沙游者的舒适距离，及时做出调整。

② 在沙游者制作沙盘时，守护者可坐在沙盘的左后侧，以能看到沙盘内的沙具且不妨碍沙游者制作为准。守护者要让出空间和通道，与沙游者保持稍远的距离，做到既能够随时关注，又给沙游者足够的空间。在沙

游者制作沙盘时,守护者要保持安静,不说话,也可以将椅子撤出,以方便沙游者围绕沙箱观察;但也不要距离太远,在沙游者提问时,要确保能够听到其声音。

守护者不能确定多远合适的时候,可以稍微前倾身体试探:如果沙游者也前倾身体,说明沙游者想再近一点;如果沙游者后撤或者后仰身体,说明沙游者需要保持更远的距离。

无论在哪个过程中,守护者都不要侵犯沙游者的空间。总之,守护者与沙游者保持的距离要以沙游者感觉舒适、受保护又不被侵犯边界为准。

(2)心理上的距离。

首先,守护者要尊重沙游者,尊重沙游者的选择权。沙游者可以自主选择与守护者之间的心理距离,尤其是在交流环节,不要勉强沙游者讲述或者回答问题。

其次,守护者对沙游者要保持适度的热情。守护者对沙游者既不能冷漠,也不能过分热情。冷漠会产生阻抗,过度热情则容易产生移情。

最后,守护者与沙游者在心理上保持界限清晰。守护者时时关注沙游者,但不构成压力和干扰;守护者接纳并信任沙游者,但不放任沙游者不当的言行,适时予以提醒;守护者不干涉沙游者,如果沙游者有需要,就随时可以给予支持。

3. 在沙游者制作沙盘的过程中,守护者为什么要记录,一定要记录吗?

在沙游者制作沙盘的过程中,只要沙游者不反对,守护者应做好记录。做好沙游记录有以下几点意义:

(1)留存记录,下次参考。

在沙游者再次做沙盘游戏之前,守护者通过查看沙游记录,回顾上次沙游过程,重新制定或者调整沙游目标;做好记录也方便守护者对比历次沙游过程。

(2)完善档案,研讨提升。

在沙盘游戏过程被记录之后,守护者可以抽时间整理资料,以备研讨，提升自身专业技能；这些材料也有可能被写进论文、著作当中，从而发挥更大的价值。

（3）通过记录，看咨询关系。

在看到守护者做记录时，有些沙游者感受到被关注，从而有利于建立更具信任的咨询关系。有些沙游者反对守护者做记录，守护者遇到这种情况就不做记录了，做好守护就好；守护者也可以默默记住一些重点，待沙游结束后再做咨询记录。

一般情况下，只要不影响守护，守护者应尽量当场做好记录。如果不方便或不允许当场做记录，可以事后补记录。及时留存一手资料是守护者应养成的一个好习惯。

4. 在个体沙游中，沙游者是否可以从不同方位放入沙具？

个体沙游的关键词是自由，沙游者可以自由地从任何方位放入沙具。对于沙游者来说，沙盘是自由、安全、受保护的空间，整个沙游室也是一个自由、安全、受保护的空间。

5. 守护者无法同时兼顾守护和记录，怎么办？

在沙游者制作沙盘的过程中，守护者应当以守护为主，同时关注沙游者本人的状态及其活动内容，并做好记录。如果沙游者制作过程较快，守护者可以简短记录，过后仔细整理；如果守护者忙不过来，则要停止记录，专心守护。

6. 沙游者反对守护者做记录，怎么办？

如果沙游者反对守护者做记录，守护者可以向沙游者说明记录的目的并重申保密原则；如果沙游者仍然反对记录，守护者要尊重沙游者的意愿，放弃记录。

7. 在个体沙游中，沙游者选取沙具的时候，守护者可以跟随吗？

在个体沙游中，沙游者选取沙具的时候，守护者是否跟随要根据实际情况而定。

（1）当沙游者需要保护或者帮助的时候，守护者的跟随会让沙游者感到安全和温暖。

（2）当沙游者有阻抗情绪的时候，守护者的跟随可能会被其认为是监视或者偷窥等，增加其压力，这时候不宜跟随。

（3）如果沙游者没有明确的反应，守护者要随机应变。

如果场地内视线清晰，不建议守护者跟随；如果场地内视线不清晰或者沙盘与沙具不在同一个房间，建议尝试跟随。在尝试跟随的过程中，守护者要注意保持距离，不影响、不干涉沙游者；如果沙游者反对，守护者要停止跟随。

8. 如果沙游者找不到自己想要的沙具，怎么办？

如果沙游者在寻找一个理想的沙具，而又一时找不到的时候，守护者可以采取以下方式进行守护：

（1）注视。

如果沙游者以目光或肢体语言呼唤或者请求，守护者要主动询问是否需要帮助；如果沙游者还在努力寻找，保持注视即可。

（2）征询。

如果沙游者举棋不定，守护者可以询问沙游者："你打算怎么办呢？"

（3）建议。

如果沙游者不知道该怎么办，守护者可以提出以下建议：

① 沙游者可以找一个自己能接纳的沙具替代。

② 沙游者可以在想放沙具的地方做个标记。

③ 沙游者可以想象自己想要的沙具已经在沙盘中，并想象沙具的具体模样。

（4）描述。

守护者可以让沙游者描述它是什么样子，它在做什么，它说了些什么，打算把它放在哪儿。

这种描述可以使用语言说出来，也可以不说出来；可在选取沙具进行制作的时候描述，可以在做完了整个沙盘之后进行描述，也可以在与守护者交流的时候进行描述……在沙游者描述的过程中，如果有感觉，守护者也可以直接切入意象对话。

9. 沙游者把沙具放在沙盘的边缘,守护者要不要阻止? 这种现象有没有特别的象征意义?

沙游者把沙具放在沙盘的边缘,守护者不要阻止。即便沙游者是幼儿,使用了易碎沙具,守护者也不要阻止,适当提醒或者加以保护即可。

这一举动可能有如下象征意义:

(1) 边界意识模糊。

从发展心理学来看,人格的形成是自我意识形成的过程。这个过程是个体从母体分离的过程,也是意识逐渐独立的过程。沙盘投射的是人的意识,自然也能反映人的意识形成过程。把沙具放在沙盘的边缘是自我边界不清的反映,幼儿和成人都可能存在这一问题。

(2) 创造性使用沙盘。

有些沙游者会利用沙盘边框的高度,在上面放上飞机,表示飞机从沙盘边缘起飞或者在天上飞;有些沙游者喜欢把汽车放在沙盘的边缘并移动,表示汽车在公路上行驶……沙游者借此表达意象的运动状态。这些意象带有能量,可以给沙游者带来疗愈。

(3) 其他象征意义。

没有对话就没有分析。守护者要想探究沙具放在沙盘边缘到底有什么象征意义,还要听一听沙游者对这一摆放的解释。

个体沙盘游戏的根本原则是自由。守护者要保持内心笃定,以包容和开放的态度接纳沙游者的行为,不要担心沙具被摔坏,不要投射自己的心理内容,更不要野蛮分析。

10. 沙游者不停地变换沙盘内容,很长时间停不下来,怎么办?

在团体沙游中,带领者可以控制沙游的时间和进度,因此不停变换沙盘内容的情况不会发生在团体沙游中。

在个体意象沙游中,如果沙游者变换沙盘内容是因为沙游者在沙游过程中产生了新的觉察,自性在调整、变化、成长,守护者一般不予以阻止。

如果很长时间停不下来,要区分以下不同情况,灵活处理:

(1) 守护者自身原因。

如果守护者盼望沙游者停下来,首先要反省自己是否存在精力不济、移情、失去耐心或者走神等情况。在这种情况下,守护者要调整自身,坚持守护。

(2) 沙游者年龄太小。

幼儿和小学生,尤其是四岁以下的儿童,由于自我控制能力较弱,在制作沙盘的时候,往往难以停下来,这就需要守护者主动限制其沙游时间。对于年龄较小的沙游者,如果以培养其延迟满足能力为目标,守护者可以在合适的时间节点,采取适当方式,暂停或者终止沙游活动。

(3) 沙游者心理发育迟滞。

心理发育迟滞的沙游者也可能会发生停不下来的情况。针对这类沙游者,守护者要观察并记录其活动情况,并及时转介给专业机构,做进一步筛查和治疗。

(4) 沙游设置存在问题。

除去以上这几种情况外,如果沙游者出现了停不下来的情况,守护者应该检查自己的沙游设置。

如果是咨询设置,意象沙游的个体疗愈没有时间限制,但是应该有按照时长收费的设置;如果不按照时长收费,可能会出现沙游活动时间无效延长的情况。

对于不收费的守护,如课堂模式的沙游活动,建议提前设置时间限制。

11. 如何做好个体沙游的记录?

要做好个体沙游的记录,就需要从以下几点做起:

(1) 选择适当的记录方式。

记录方式有录音、录像、表格、文字、默记等多种。守护者要根据实际情况选取恰当的记录方式。

(2) 确定需要记录的内容。

放入的沙具，放入的先后顺序、位置，拿起观察又放回陈列架的沙具，放入沙盘又取走的沙具，被埋藏的沙具，带出情绪的沙具，反复观察的沙具，沙游者讲的故事，沙游者的肢体表达，沙盘的命名，沙游者和记录者的感受和反思等，均是守护者需要记录的内容。

（3）保护沙游者权益不受侵犯。

为了保护沙游者权益，守护者对沙游作品或者沙游过程做录像和拍照等电子记录，需要首先征求沙游者同意。

（4）保护沙游活动不受干扰。

为了减少对沙游者的干扰，在沙游进程当中，一般不建议使用录像和拍照方式记录沙游活动。守护者通常使用表格记录法记录沙游进程，仅仅在沙游活动结束后进行拍照记录。

12. 守护只是单纯地守着什么也不做吗？

单纯地守着叫共处，守护不是单纯地守着，更不是守着什么也不做。

守护像母鸡孵蛋一样，不仅仅在空间上守着，而且要有温度、有目标。守护应能促进沙游者从生命内部发生变化，促进沙游者的自性化进程。

13. 个体意象沙游的守护原则是什么？

个体意象沙游有容纳、信任、专注和无我四个守护原则。

14. 如何守护沙游者关注的意象？

沙游者关注的意象往往与其情结息息相关，有着非常重要的疗愈价值。守护沙游者关注的意象，如同守护沙游者本人。守护者要从以下几个方面做好守护：

（1）遵守守护的基本原则。

守护者要遵从容纳、信任、专注、无我的守护原则，尊重、热情对待和积极关注沙游者。

（2）使用守护的基本技术。

① 创设安全的守护空间。

守护者要做好充分准备，如收集沙游者的资料、布置好沙游室、清理沙盘空间、将手机静音等，从而为沙游者创设一个安全的心理空间。

② 寻找合适的守护位置。

守护者所在的位置对守护产生的效果至关重要:离得过远,会增加心理距离;离得过近,则可能形成阻抗。有的方向可能造成阻滞,有的方向可以成为依靠……不同的位置可以塑造不同的心理空间。守护者要适时寻找合适的守护位置,并根据沙游者的不同需要变动守护位置,以达到最佳守护效果。

③ 选取适当的守护技术。

守护者要注意观察沙游者出现的迟疑、徘徊、反复、长时间停顿等情况,选取相应的守护技术。例如,沙游者释放情绪时,守护者可以选用六步守护法;沙游者疑惑时,可以选用抽离技术。

(3)守护沙游者关注的意象。

守护沙游者关注的意象要从以下几点做起:

① 看到。

这里所说的看到不仅仅是用眼睛看到,也指用心看到、感受到沙游者关注的意象,并尊重沙盘中发生的一切。

② 倾听。

倾听本身就是一种疗愈方式。守护者要耐心倾听,促进沙游者表达和宣泄。

③ 共情。

守护者要与沙游者共情,并鼓励沙游者用心感受这个意象,促进沙游者分享自己的感受。

④ 发问。

守护者适当提问,通过"找人、找物、找关系、找故事"来了解沙游者所选取的意象的内涵。守护者要把握时机,问话要适可而止,以避免野蛮分析。

⑤ 点拨。

如果守护者有能力做出适当点拨,可以引导沙游者自觉自悟。点拨不是分析,守护者不要轻言分析,更要杜绝野蛮分析。

15. 作为独立的心理咨询技术，个体意象沙游守护的要点是什么？

作为一门独立的心理咨询技术，个体意象沙游的守护主要有三个要点：

（1）确立边界。

人的发展是从"母子一体"的无边界意识状态开始的，人的一生都在不断地确立新的边界，发展、坚守新的边界意识。绝大多数心理问题都与心理边界意识模糊不清有关。

个体意象沙游的守护不是无原则的，而是帮助沙游者确立边界，树立边界意识。守护者要时时注意选择合适的位置与适当的守护方式，帮助沙游者发现并坚守自己的边界。

（2）守护自由。

守护者要创设安全的守护空间。在这个空间内，守护者要关注沙游者的感受，竭力保障沙游者的自由，这种自由是几乎不受限制的自由。在这个空间之外，守护者要让沙游者意识到边界的存在，意识到边界之外是受限制的，并接受这种限制，这也是一种疗愈。

（3）无我同在。

为做好个体意象沙游的守护，守护者要根据沙游者的年龄、性别、心理状态等实际情况，及时给予沙游者支持。沙游者感受到守护的力量，疗愈自然发生。需要守护者注意的是，守护者要严守"无我同在"的原则，不把自己的意识投射到沙游者身上，不建议、不评判、不干涉沙游者的自由选择。

16. 简述个体意象沙游中守护的四个层次。谈谈你对这四个层面的理解。

区别于经典沙游的"陪伴"，意象沙游提出了"守护"的新理念，并把"守护"分为监护、相伴、人在和神在四个层次。

（1）监护。

监护是守护的基础层次。

监护关系正如父母和孩子在安全意义上的关系。父母是孩子的监护人,监护就是负责孩子的衣食住行,给孩子提供一个安全的成长环境,保障孩子最基本的生存需求和人身安全。在意象沙游中,监护的重点在于守护者对沙游者的安全负责,保护沙游者的身心安全。

（2）相伴。

相伴是基于平等关系的陪伴。

伙伴可以相互陪伴,驱走寂寞与恐惧;伙伴可以相互交流,促进表达与宣泄;伙伴可以相互支持,给对方信心和力量。比如,一个人走夜路会害怕,但有伙伴陪伴和鼓励,就可以克服恐惧,勇敢前行。

相伴是伙伴的陪伴,不同于父母的陪伴。在相伴关系中,没有引导,只有跟随和启发,沙游者往往感受到更加平等;守护者平等对待沙游者,允许沙游者做得不够好,允许沙游者表达负面情绪。

（3）人在。

简单地说,人在就是"人在,心也在"。

守护者在守护沙游者的时候,人在沙游者身边,心在沙游者身上。守护者与沙游者二者在心理上是相通的,彼此有默契,相互信任,不需要言语的表达就可以理解、共情到对方。

人在是咨询关系的基础,做不到这个层次,就等于咨询关系没有真正建立起来。守护者做到"人在",就如成为沙游者生活中的闺蜜、铁哥们儿、心灵伴侣。

（4）神在。

当守护者不在沙游者身边的时候,沙游者也能感受到守护者的守护力量,这就是神在。神在是"人不在"的共情,是超越时空的共情。

在现实生活中,身边的"神在"有不少例子,如英雄榜样、心中偶像等。沙游者受到的影响不会因为没有与对方现实接触而降低,对方早已经内化为自己的一部分了。对沙游者来说,即使守护者不在身边,其精神、人格力量仍在影响自己,自己仍然能感觉到守护者的心与他同在,并感受到心灵的陪伴和支持。

（五）确认

1. 如何判断沙游者即将结束沙盘制作？

守护者判断沙游者即将结束沙盘制作，可以从以下四个方面着手：

（1）观察。

沙游者的以下几种表情和动作，往往预示着沙游者即将结束沙盘制作：

① 沙游者停止摆放沙具；

② 沙游者长时间观看自己制作好的作品；

③ 沙游者向守护者点头、微笑、招手示意等。

（2）倾听。

守护者倾听沙游者，也可以收到沙游者即将完成制作的信号。

有时候沙游者会停下来，嘴里说出"嗯""好""就这样"等，这是沙游者主动发出制作已经结束的信号。

（3）询问。

有时候沙游者会停止摆放沙具，或者在沙具面前犹豫不决。如果守护者不能确定沙游者是否完成制作，可以主动向沙游者发问："有想要却没有找到的沙具吗？""需要我帮你吗？""还需要调整吗？"这种主动发问可以确定沙游者是否结束制作。

（4）感受。

守护者通过感受沙游者的状态，也可以确认沙游者是否即将结束沙盘制作。有时候，沙游者给出一个眼神，守护者捕捉到并回复一个眼神，偶尔会心一笑，不需要语言就可以确认沙游者即将完成制作。

这就是守护者与沙游者同在，达成心有灵犀一点通的默契。

总之，守护者可以通过观察、倾听、询问和感受来捕捉沙游者发出的信号，判断沙盘制作是否即将结束。

2. 如何确认沙游者完成了沙盘作品的制作？

守护者要最终确认沙游者是否完成沙盘作品的制作，只需要通过两句问话，全部得到否定的回答就可以判断了。

这两句话是：

（1）还有需要增加或者减少的吗？

（2）还需要调整吗？

3. 在经过确认环节之后,沙游者又想挪动沙具的位置,可以吗?

意象沙游在不同领域中应用,有着不同的规则。沙游者在确认环节之后,是否可以再次挪动沙具,要视不同的范畴而定。

（1）心理咨询范畴。

在心理咨询范畴中,自由是关键词。

① 守护者要给沙游者提供一个自由的、受保护的空间,在意象沙游过程中遵循人本主义心理学基本原则,守护者可以不必完全照搬意象沙游的 10 个操作步骤。

② 在个案咨询中出现挪动沙具位置的情况,守护者要及时关注。被频繁挪动的沙具可能是沙游者的一个情结的表现,挪动沙具的过程也可能是沙游者自我疗愈的过程。

因此,无论从操作步骤上来讲,还是从疗愈目标上来讲,沙游者都是可以再次挪动沙具的。

（2）教育教学范畴。

在教育教学活动中,沙游者,即学生是否可以挪动沙具取决于教学目标。如果活动目标是培养学生的规则意识或者延迟满足能力,就需要按照约定去做;如果教育教学目标是开发学生的想象力、丰富学生的创造力,就要鼓励学生挪动沙具以获得新的感受和发现。

（3）娱乐放松范畴。

在娱乐放松范畴,是否允许挪动沙具要看这个行为对娱乐放松的效果有什么样的影响。如果挪动沙具有利于娱乐放松,就允许沙游者挪动沙具;反之,则不允许。

（六）体验

1. 守护者带领沙游者体验沙游作品,有几种方式?

在沙盘制作完成之后,守护者要带领沙游者体验一下整个沙盘。具体的体验方式主要有以下两种：

（1）环绕观察法。

让沙游者环绕沙盘转一圈，从不同角度观察体验。这种体验方式比较适合青少年。沙游者通过从不同角度的观察，看到不同的图景，获得不同的体验；沙游者环绕观察，有可能从单一视角的体验中抽离出来，进而理解他人的不同感受。

（2）俯瞰全图法。

让沙游者看看整个图，目光在每一处都停留一下，然后闭上眼睛，在想象中俯瞰全图，体验哪个地方最清晰。这种体验方式有利于沙游者从全局看问题。

（3）环绕俯瞰法。

沙游者首先环绕沙盘一周，获得不同角度的观察体验，然后闭上眼睛，想象整幅图，以获得全局视角体验。这种综合体验方式称为环绕俯瞰法。

2. 守护者带领沙游者体验沙游作品，需要注意什么？

守护者带领沙游者体验沙游作品要注意以下两点：

（1）沙游者的年龄特点。

青少年和幼儿缺乏系统观和全局观，通常也难以安静下来去想象，加之俯瞰全图法对于他们来说往往难以保障效果，所以一般不推荐使用这种体验方法。

（2）体验过程的操作细节。

守护者引导沙游者使用俯瞰全图法的时候，要给沙游者留出一定时间先去观察，在闭眼想象的时候也要留出一定时间去感受，而不是让沙游者匆忙睁开眼睛。

守护者要仔细观察沙游者的情绪变化和肢体动作，灵活掌握体验的时间长度。在体验过程中，守护者要做到不投射自己的感受，贴着沙游者的感觉走。

3. 在体验环节，为什么沙游者的负面情绪分值会上升？

在个体沙游的体验环节中，沙游者可能出现情绪，这个体验可能是积

极的体验,也可能是消极的体验。如果沙游者有强烈的消极体验,负面情绪分值就可能上升。原因如下所列:

(1) 沙游者情结被触动,无意识上升到意识层面,创伤被揭开。

(2) 三维的沙具投射出了更加生动的意象,促进沙游者主动表达;这种表达以激烈的方式呈现,就是宣泄;这种宣泄促进了负面情绪分值的上升。

4. 在体验环节,沙游者的负面情绪分值升高了,怎么办?

这时候,守护者要接纳沙游者的所有情绪,并确认这种情绪存在的价值。以下回应可供参考:

(1) 我看到了你的反应(内容反应);

(2) 我感受到了你的情绪(情感反应);

(3) 你有理由、有资格表达你的情绪(尊重);

(4) 我理解你此时此刻的感觉(共情);

(5) 我在这儿,你可以安全地表达你的情绪(容纳);

(6) 我相信你能做好你自己(信任);

(7) 我与你同在,如果你有需要,我可以随时帮助你(支持)。

这时候,守护者要把沙游者体验的过程变为表达与宣泄的过程,变为守护者与沙游者共情的过程,变为守护者为沙游者提供支持的过程。这一过程也是疗愈的过程。

(七) 交流

1. 守护者如何把握好与沙游者对话时声音的响度、音色和语速?

在与沙游者对话的过程中,守护者要注意把控声音的响度、音色和语速;具体来说,要遵从以下几个原则:

(1) 响度适中。

如果沙游者的声音过高,守护者要降低一点声音,以引导沙游者把过高的声音响度降下来;如果沙游者的声音过低,守护者要适当提高一点的声音,以引导沙游者提高声音的响度。

(2) 音色柔和。

柔和的音色可以向沙游者传递温暖和关爱。与沙游者交流时，守护者要尽量保持柔和的音色。守护者使用柔的音色表达积极关注，富有感染力，能够带动沙游者的心理能量，促进沙游者自我探索、自我疗愈。

（3）语速平缓。

平缓的语速彰显了守护者的成熟、稳重和沉静，有利于稳定沙游者的情绪，有利于引导沙游者探索自我，有利于促进沙游者自性化的进程。

2. 在意象沙游交流过程中，守护者在提问时要注意哪些事项？

在与沙游者交流的过程中，守护者在提问时要注意以下几点：

（1）沙游者在探索中，不适宜提问；

（2）沙游者没有准备好面对的时候，不宜面质；

（3）沙游者与守护者还没有建立牢固的守护关系（或咨询关系）的时候，不宜面质；

（4）守护者遇到与守护目标（或咨询目标）无关的问题，不宜提问；

（5）内容涉及隐私或者过于敏感的问题，不宜过早提问。

3. 守护者与沙游者在交流时要遵循哪些原则？

在与沙游者交流时，守护者要遵循"七不一关"原则：

（1）不解释：不解释沙游作品。

（2）不评论：不评论沙游作品。

（3）不判断：不判断沙游作品。

（4）不分析：不给沙游者分析沙游作品，不分析沙游者本人。

（5）不建议：不给沙游者提意见和建议。

（6）不阻止：沙游者做得"不恰当"时，守护者不予阻止，而是让沙游者看到他这样做可能导致的结果，提醒沙游者慎重选择。

（7）不表态：不发表自己对沙游作品的感受，不表明自己的态度。

（8）积极关注：时刻关注沙游者的内在需求，并及时予以恰当的回应，表达关心和关注。

4. 守护者怎样与沙游者讨论沙盘？

与沙游者讨论个体沙盘，可以分两步进行：一是让沙游者自己讲述；二是守护者向沙游者提问。

具体来说，守护者要做到以下两点：

（1）让沙游者讲到无话可说。

作为沙盘游戏的主角，沙游者在沙盘中的自我探索是沙游者解决自身问题和自我成长的最主要方式。交流过程是沙游者表达与继续探索的过程。沙游者讲述对沙游作品的理解是交流活动的主要内容，守护者要让沙游者尽情去讲。

（2）守护者提问适可而止。

沙游者在完成讲述之后，守护者可以就沙盘作简要提问。这种提问一定要适可而止，如果守护者提问太多，往往会让沙游者产生阻抗。

守护者提问的主要目的有以下两个：

① 理解和支持沙游者。

守护者一定要牢记提问目的是理解和支持沙游者，而不是发现沙游者存在的问题，更不是窥探沙游者的隐私。沙游者愿意回答就回答，沙游者不愿意回答就不回答，一定不能"深挖"。

② 适当点拨沙游者。

恰当的点拨可以加快沙游者的成长。点拨时机要准确，不要操之过急；点拨内容要服从沙游者的成长需要，不要投射守护者的期待；点拨方式要巧妙，不要变成说服教育。

5. 在交流环节中，守护者的提问有没有规律可循？

沙游者讲述完成后，守护者可以从沙游者印象最深刻的某个意象体开始提问，也可以从沙游者最感兴趣的意象体开始提问，或者从沙盘中的任何一个沙游者有感觉的意象体开始提问。

提问最好按照一定的顺序进行，比如按照一定的路线、沿着沙游者的讲述顺序或者追寻沙游者的目光等。

如果沙箱里的意象体很少，可以就每一个意象体提出相关的问题；如果意象体较多，可以选择性地就其中几个进行提问。

守护者提问要注意时机，多使用开放式问题，尽量少用或不用封闭式问题。询问要紧扣事实，尽量少问"为什么"这类问题。

通常可以参考以下方式发问：

（1）找人。

① 这是谁？

② 他/她旁边的人是谁？

③ 他/她周围还有什么人？

④ 房子里/船上/飞机上/汽车里有人吗？

（2）找物。

① 这是什么？

② 那是什么？

③ 里面/上边/下边/旁边还有什么？

（3）找关系。

① 这是谁的？

② 他们彼此认识吗？

③ 他们是什么关系？

（4）找故事。

① 发生了什么事情？

② 这里有什么故事吗？

③ 讲讲这里的故事，好吗？

6. 哪些意象体需要在交流环节重点讨论？

在沙游者完成沙盘制作后，守护者要带领沙游者体验沙盘，并与沙游者讨论沙盘。在讨论过程中，守护者要重点关注以下几种意象体：

（1）沙游者首先拿取的意象体；

（2）放置在沙盘中心的意象体；

（3）不断调整位置的意象体；

（4）沙游者找寻很久的意象体；

（5）非常醒目或奇特的意象体；

（6）让沙游者有情绪波动的意象体；

（7）沙盘中多次重复出现的意象体；

（8）沙游者着重描述的意象体；

（9）沙游者放下又拿走的意象体。

7. 沙游者挨个讲了所有的沙具，我该怎么继续提问？

首先，在交流过程中，以沙游者讲述为主，以守护者提问为辅，如果沙游者都讲完了，守护者想不起来问什么就可以不问。

其次，守护者可以针对没有摆出来的沙具提问，对沙具之间的关系进行提问，或者对沙游者的感受进行提问。

以下是几种常见的提问方式：

"她旁边有人吗？"

"房间里有人吗？"

"这两匹马什么关系？"

"看着它，你有什么感受？"

再次，守护者可以针对沙游者在摆放沙具过程中出现的一些特殊情况提问。尤其要关注到沙游者反复调整的沙具、拿进又拿出的沙具、被反复移动位置的沙具、面对时候出现情绪的沙具、注意力停留时间较长的沙具等。例如，守护者也可以针对沙游者的非言语动作进行提问："我看到你对这个沙具做了个鬼脸，你想对它说什么呢？"

守护者要放下好奇心，全心全意守护沙游者。提问要适可而止；提问完毕之后，要及时进入下一个环节，不要纠结于如何继续提问。

8. 沙盘中的沙具明显存在倾斜、凌乱的现象，作为守护者，你怎么理解？

首先，这可能是守护者自己的投射。

守护者要明确：这些现象是自己观察到的，还是自己想象到的？倾斜可以有具体的衡量标准，凌乱的判断标准是什么？这些现象有无自己的投射？

倾斜不一定是沙游者的内心出了什么问题，也可能是创造性使用沙具的表现。守护者如果能以开放的视角看世界，就会有不同的发现。

其次，守护者要容纳沙游者的"倾斜"和"凌乱"。

"倾斜"和"凌乱"可能反映沙游者所遇到的问题、承受的压力以及内心深处的困惑，这些象征性表现也可能是某种创伤性体验或者受伤经历所致。守护者不要急于追问，要共感沙游者，让沙游者自由地表达和释放情绪。守护者也可以通过细心观察，捕捉某些线索，引领沙游者就某个点深入下去，实现自我觉察。

再次，守护者要积极关注沙游者，与之同在。

随着沙游者制作沙盘次数的增加，守护者要留意沙游者内在的积极变化，观察沙盘是否有转化和治愈的主题呈现。在沙游者制作沙盘的过程中，守护者不要急于询问，要和沙游者同在；守护者要做好守护，并给予恰到好处的点拨，这样可以使守护效果事半功倍。

9. 在个体沙游交流环节，如何识别和处理阻抗？

阻抗反映了沙游者在现实生活中存在的一些问题，它在本质上是对自我暴露与自我变化的抵抗，是个体的自我保护，也是对其痛苦经历所表现出的精神防御。阻抗对心理成长的进展起着潜在、深刻的影响。在很多情况下，沙游者对阻抗的认识往往是其心理突破的开端，守护者要学会识别和正确处理阻抗。

阻抗的常见形式主要有沉默、多话、依赖和移情四种。下面简要介绍一下对这四种情况的识别和处理方式。

（1）沉默的识别和处理。

沉默可能是沙游过程中的一种危机，但更可能是一种契机，守护者要学会识别并恰当利用这种契机。

① 沉默的识别。

当沙游者的言语变得越来越少或者出现长时间停顿的时候，可能出现沉默。

有时候沙游者会说"我想不起来了""我不知道"；有时候沙游者会过

分地斟酌用词,故意掩饰信息或者转移话题;有时候沙游者会反复摆弄沙子或沙具……这些都可能使沙游者陷入沉默,守护者要注意识别。

② 沉默的处理。

守护者要分辨沉默产生的原因是否来自自己的投射,而不是沙游者的阻抗。如果是自己的投射,守护者要带着觉知,保持耐心,无我守护。

在多数情况下,沉默是沙游者引起的。针对不同类型的沉默,守护者要做出不同的处理:对于怀疑型、茫然型、思考型沙游者,守护者可以鼓励他们深入探索;对于情绪型沙游者,守护者要鼓励他们释放情绪;对于内向型沙游者,守护者要促进他们自我开放;对于反抗型沙游者,守护者要促进他们自我觉察。

(2)多话的识别和处理。

① 多话的识别。

守护者先察觉多话的感觉是否来源于自己。如果多话的感觉来源于自己,那就不是真正的多话。

② 多话的处理。

在多数情况下,多话是由沙游者引起的。多话的类型包括宣泄型、倾吐型、表演型、表现型、表白型、掩饰型、外向型等。

守护者应根据不同的类型,采取相应的守护策略,引导沙游者有针对性地进行表达;必要的时候,守护者可以采取技术手段中断沙游者的话语,但守护者一定要事先表达对沙游者的理解和尊重。

(3)依赖的识别和处理。

① 依赖的识别。

出现以下情况,可能是沙游者对守护者产生了依赖:沙游者不思考,而是完全听从守护者的意见;沙游者总是希望守护者指导或出主意;沙游者表示只有做沙盘的时候才能好受些……

守护者要消除这样一种错误观念:沙游者一有事情就来找守护者寻求帮助是对守护者信任的表现,并认为这是咨询取得良好效果的表现。事实恰恰相反,这种情况仅仅是建立了信任关系的表现;沙游者能够独立解决自己面临的问题才是沙游者获得成长的最佳表现。守护者不能满足于沙游者对自己的依赖。

② 依赖的处理。

一旦发现沙游者有依赖的表现，守护者就要停止回答沙游者提出的问题，把沙游者的提问再次返还给沙游者，让沙游者自己思考。守护者尽量不要给沙游者提建议，要让沙游者自己做出选择。守护者要让沙游者渐渐明白一个常识：只有自己独立思考，学会自己解决问题，才是真正的成长。

（4）移情的识别和处理。

① 移情的识别。

移情是指沙游者把对父母或过去生活中某个重要人物的情感、态度和属性转移到了守护者身上，并相应地对守护者做出反应的过程。在发生移情时，守护者成了沙游者某种情绪体验的替代对象。

在沙盘游戏中，沙具也可能成为沙游者的移情对象。

② 移情的处理。

移情是心理咨询和沙盘游戏过程中的常见现象。守护者要接纳沙游者的移情，鼓励沙游者把移情对象的优秀品格内化为人格。当移情危及正常的守护关系和咨询关系的时候，守护者要及时提醒沙游者保持适当的距离，必要时，及时转介绍。

在某些情况下，守护者可以运用移情，让沙游者来宣泄自己的情绪，再和沙游者探讨移情，引导对方有所领悟。

守护者遇到难以处理的移情问题，要及时转介绍。

综上，沙游者产生阻抗的原因有的来自心理问题本身，有的与求助者人格特点有关，也有的来自守护者。守护者要视不同的情况，对具体问题进行具体分析，恰当处理。

（八）命名

1. 分区域命名是必需的吗？

分区域命名不是必需的。

当沙盘作品呈现几个相对独立部分①的时候,守护者可以询问沙游者是否可以分区域命名;反之,当沙盘明显是一个整体或者沙游者认为是一个整体的时候,就没必要分区域命名。

2.分区域命名有什么意义?

分区域命名有以下几个方面的意义:

(1)促进沙游者觉知部分与整体的关系。

在分区域命名之后,沙游者能够把沙盘分为较少的几个部分,有利于沙游者从整体上感受沙盘,思考整体与部分的关系。在沙游者不知道如何命名的时候,分区域命名可以便于沙游者更轻松地给整个沙盘起名。

(2)促进沙游者发现主要矛盾与次要矛盾。

沙游者给沙盘作品分好区域之后,观察并感受各个区域之间的关系,可以更好地觉知关注重心,发现主要矛盾和次要矛盾,从而有利于自我探索的深入。

(3)促使沙游者以普遍联系的观点看问题。

有时候沙盘中会出现同一时间内发生的不同事情,沙游者可以通过沙盘的分区域命名发现它们之间的联系。

(4)促进沙游者以历史的观点看问题。

有时候沙游者会在沙盘中做出同一个体不同时期的发展内容,这样沙游者就能够根据时间线索,以历史的视角看问题。

(5)促进沙游者发现内心深处的情结。

分区域命名更方便沙游者关注某个区域中的一个或者几个点,深入探索下去,从而发现情结。

(6)促进沙游者整合自己的意识和无意识。

分区域命名的过程会触及沙游者的无意识,沙游者的意识与无意识共同参与工作,通过无意识意识化引发沙游者自我觉察,从而让沙游者从抽离的视角看问题,加速完成无意识与意识的整合。

---

① 是否形成独立部分由沙游者决定。

3. 给沙盘分区域命名需要注意哪些事项?

给沙盘做分区域命名需要注意以下几点:

(1)这样做的根本目标是促进沙游者自由探索。守护者要尊重沙游者的意愿,如果沙游者不愿意,就不能勉强。

(2)分区域由沙游者自己进行,守护者要做到无我,不要把守护者的分区强加给沙游者。

(3)分区域命名不要流于形式,守护者要引导沙游者进行自我探索,用发展性、整体性和普遍联系的观点看问题。

4. 沙游者给沙盘的命名必须是积极正向的吗? 为什么?

沙游者给沙盘命名,不应有所谓"积极"和"不积极"的区分,或者所谓"正向"和"负向"的区分,更不应勉强沙游者给出所谓"积极正向"的命名。这是因为:

(1)表达要真实,真实本身就是"积极正向"。

沙盘游戏治疗被称作艺术治疗、表达性治疗,它能够表达出难以用语言描述的意识内容和无意识内容。命名是沙游者在感受沙盘之后,通过总结和提炼取得的思维成果,是沙游者当下心境的反映。这种反映有"积极"和"不积极"两种情况。如果这种反映的内容本来就是"不积极"的,沙游者无法用所谓"积极正向"的词语来命名。

一些心理问题就源自不真实:不能接受真实的外在或者不能接受真实的自己。用荣格分析心理学的观点来说,心理问题产生的原因是人格面具过重,重到自己负担不起。对于这些心理问题,真实本身就具有疗愈的力量,唯有真实才可以疗愈,才可以解决"是否积极正向"之争。

(2)容纳退行,退行也有积极意义。

对于出现的"积极正向"的命名,守护者可以鼓励沙游者分享;对于"不积极""负向"的命名,守护者要容纳沙游者的退行。

有时候,沙盘呈现的是沙游者退行阶段的内容,呈现出的沙游者形象可能是弱小而无力的,这时候可能出现所谓"不积极""负向"的命名。适当的退行有助于减轻沙游者的压力,起到缓解焦虑的作用,最终产生积极的疗愈效果。

（3）体验创伤，"不积极""负向"往往是重新构建的动力。

当创伤成为情结，潜伏在无意识之中，持续影响人的心理或行为，往往会形成根深蒂固的心理问题。要实现疗愈目标，有时候需要沙游者通过意象的形式，重新体验和构建创伤事件。

沙盘可以重新呈现历史，揭开心底的"伤疤"，因此这期间给沙盘命名，出现所谓"不积极""负向"的命名是再自然不过的事情，比如沙游者可能给自己的沙盘命名为"孤独的童年""曾经的痛"等。

沙游者在沙盘中可以呈现积压在心底的情结，表达、宣泄成长的挫折和早期的伤痛。沙游者在表达的过程中，会重新构建创伤事件，赋予它新的意义，并在这个过程中完成一次心灵的蜕变。

（4）守持中立，促进沙游者转化。

无论沙游者的命名是消极的，还是积极的，是平常的，还是奇怪的，守护者都要保持中立，尊重沙游者的命名结果。

积极和消极是相对的概念，彼此包含，并可以相互转化。守护者要促进转化的发生，而不是生硬要求沙游者给出守护者感到所谓"积极""正向"的命名。

5. 幼儿做个体沙游，也一定要命名吗？

由于缺乏总结和概括能力，幼儿在给沙盘命名时有一定的困难，只有少数幼儿能够说出沙盘的主题。因此，在幼儿做个体沙游时，可以省去命名这一环节；年龄稍大一点的幼儿可以尝试给沙盘取名字，但不要做硬性要求，以免挫伤其自尊心。

6. 在个体沙游命名阶段，沙游者迟迟找不到合适的名字，怎么办？

在个体沙游命名阶段，有时候沙游者迟迟找不到合适的名字，守护者遇到这种情况，有以下选择可供参考：

（1）等待。

如果此刻沙游者仍然在探索当中，守护者应当给沙游者充分的时间去探索。

（2）鼓励。

如果沙游者没有深入探索,守护者可以使用眼神、肢体动作、手势等鼓励沙游者,也可以使用语言鼓励沙游者,如"继续""再想想""坚持一下,你会想出来""相信你能够找到的"等。

（3）限时。

如果沙游者较长一段时间内没有反应,守护者可以说:"再等你三分钟,试一试……"

（4）接纳。

没有名字也是一种结果。守护者要允许沙游者起不出名字,接纳沙游者制作没有名字的沙盘。

如果遇到沙游者说"我真笨"这类的话,守护者要鼓励沙游者接纳自己,可以这样回应:"沙盘不是必须要有名字或者马上要有名字的,这和一个人的智力无关。我感觉到你在努力,也许仅仅是需要一些时间……"

（5）布置作业。

如果沙游者在一定时间内没有完成命名,也愿意继续探索,守护者可以把命名作为一项作业布置给沙游者,让沙游者在沙游结束之后继续思考,下次咨询再作讨论。

（九）拍照

1. 守护者要告诉沙游者如何拍照吗?

一般来说,沙游者拍照的目的往往是留存、纪念、对比。沙游者回看自己的沙盘照片可以增加对自己的了解,有利于自身的心理成长。既然沙游者拍照不是为了建立专业的档案,那么就不一定需要非常专业的摄影技术,守护者也没有必要教给沙游者如何拍照。如果守护者主动去教,没有学习需求的沙游者反而有可能感到不适。

2. 在沙游者问为什么拍照时,守护者该怎么回答呢?

幼儿和成人很少问这个问题,问这个问题的多是青少年。沙游者之所以这样提问,往往是因为担心自己的秘密会被泄露。

这时候,守护者要真诚地告诉沙游者,拍照的目的是做档案留存,方便沙游者下一次做沙盘的时候守护者依然记得这次沙盘的内容,并且承诺予以保密。守护者还要说明:如果沙游者不喜欢这样,守护者会尊重沙游者的想法,不拍照了。

3. 沙游者的监护人可以看沙盘照片吗?

这要视沙游者和监护人两方面的情况而定:

(1) 从沙游者方面来讲,不同阶段的儿童需求不同,自我意识的发展程度也不同。

① 幼儿园大班、小学阶段低年级的学生需要被肯定,所以大多主动要求家长看。对于不想让家长看的沙游者,守护者要尊重沙游者的意愿。

② 青少年时期,人的自我意识发生第二次飞跃。青少年沙游者更加注重保护隐私,大多不愿意分享沙盘照片(当然也有愿意分享的)。青少年做沙盘游戏,如监护人想看沙盘作品或者照片,则需要征得他们的同意。

(2) 从家长方面来讲,要区分看沙盘的目的。

有的家长希望通过分析沙盘窥探孩子内心的秘密,以加强管理和控制,守护者不要支持家长的这种行为。反之,即使守护者嘱咐家长不要与孩子讨论沙盘的内容,多数情况下,泄密仍然会被孩子察觉。泄密一旦被孩子觉察到,就会有阻抗产生,守护关系(包括咨询关系)会受损。

守护者要让家长把精力放在尊重和理解孩子、相信孩子和全心全意守护孩子上面来。尊重孩子的自由和隐私权才是最重要的,而不是纠结于是否可以看沙盘。

(十) 拆除

1. 沙盘应该由谁来拆除?

意象沙游作品的拆除,可以由守护者完成,可以由沙游者完成,还可以由二者共同完成。

(1) 守护者拆除。

在大多数情况下,沙游者不愿意亲自拆除沙盘。因此,在沙游者离开以后，由守护者拆除沙盘是沙盘游戏的常规做法。

（2）沙游者拆除。

如果沙游者有足够的力量面对拆除沙盘作品带来的负面影响，守护者就可以让沙游者动手拆除。

（3）共同拆除。

如果沙游者愿意邀请守护者一起拆除，则可以与之共同拆除。

2. 沙游者拆除自己的作品，守护者通常采取哪些措施保护沙游者不受伤害？

在拆除沙盘的过程中，为了保护沙游者不受伤害，守护者通常采取以下措施：

（1）把握拆除的时机。

守护者要以沙游者的具体情况为依据，在沙游者有能力面对的时候才建议沙游者亲自拆除。

（2）全程守护沙游者。

在拆除的过程中，守护者要全程守护，一刻也不得离开沙盘室。在这个过程中，沙游者如果有不适，可以随时请求保护。

（3）暂停或终止拆除。

在拆除的时候，如果沙游者有不适，可以暂停，让沙游者休息一会儿；如果沙游者感觉好转，可以继续拆除，同时，守护者要密切观察，用心守护；如果沙游者不愿意继续，要及时终止拆除活动。

3. 沙游者参与拆除自己的作品有什么意义？

沙游者拆除自己的沙盘作品的过程也是解构自己的意象世界的过程，有着重要的意义。

（1）面对"失去"或"分离"。

很多心理问题是由于不能接纳"分离"或者"失去"造成的。人生就是一个不断"失去"与"分离"的过程，这个过程本身并没有问题，对待"失去"与"分离"的不同态度决定了是否会产生心理问题：接纳不会产生心理问题，不接纳就会产生心理问题。

拆除沙盘可以让沙游者深入体验"分离"和"失去"的过程,从而促进接纳,获得疗愈。

（2）解构自己的心理世界。

沙游者拆除自己做的沙盘,也是用另一种方式观察沙盘的结构,解构自己的心理世界。沙游者在这个过程中可以再次获得从抽离的视角看自己的机会,更加深刻地认识自己。

（3）澄清自己的价值观。

在拆除过程中沙游者会直面以下问题:

① 按照什么顺序拆除?

② 哪个是最想拆除的?

③ 哪个是最舍不得拆除的?

④ 拆除哪个的时候心里最不舒服?

沙游者通过对拆除顺序的选择和感受拆除沙具时的情绪,可以澄清自己的价值观。看到即疗愈,价值观的澄清有助于沙游者看清自己心理问题的根源,从而获得疗愈。

4. 拆除沙盘的时候,会有疗愈发生吗? 其疗愈原理是什么?

以恰当的方式拆除沙盘,会有疗愈发生。

沙盘游戏的治疗意义在于整个过程,拆除也是这个过程的一部分,以恰当的方式拆除沙盘作品,会有疗愈发生。

拆除沙盘的疗愈原理如下:

（1）面对。

当沙游者选择亲手拆除沙游作品时,沙游者已经准备好面对自己的内心世界了。这时候沙盘游戏的治疗作用就已经开始发生了。对于部分沙游者,拆除自己建构的沙游世界,可以帮助他们消除过去经历对自己的消极影响。

（2）补偿。

动手拆除沙游作品,可以帮助沙游者实现现实世界中不能够实现的愿望,宣泄负面情绪。在这个过程中,沙游者可以获得心理补偿,从而获得满足感。

（3）澄清。

见上一题目，澄清自己的价值观部分。

（4）对话。

在选择拆除顺序的时候，沙游者的内心会产生对话。在拆除过程中，沙游者也会与即将被拆除的沙具产生对话，有时候还会发生内心的扰动，再次触动情绪，这是无意识和意识的再一次对话。

（5）完型。

部分沙游者拆除自己创作的沙游作品，可以让自身降低离开作品后的焦虑感或者获得活动的完整感。拆除沙盘可以增加沙游者对自己世界的掌控感：我可以建构，可以拆除，也可以重建。

（6）整合。

拆除也是沙盘制作的一部分。在拆除的过程中，沙游者重新面对、审视和梳理自己制作的沙盘，和自己的内在进行对话，通过解构和重新建构实现心理的整合。

二、个体意象沙游守护者经常遇到的其他问题

1. 个体意象沙游的操作模式有哪几种？

个体意象沙游的操作模式有三种：

（1）堆雪人式操作模式。

没有专门设定守护者，沙游者自发进入游戏，就地取材或者使用非标准沙盘进行游戏的操作模式称为堆雪人式操作模式。

（2）标准沙盘式操作模式。

有专门设定的守护者，使用标准沙盘进行游戏的操作模式，称为标准沙盘式操作模式，简称"标准操作模式"。本书中所讲的沙盘游戏操作模式，大多是指这一种。

（3）华山论剑式操作模式。

有专门设定的守护者，沙游者不使用意象体或者使用很少数量的意

象体,遵循意象沙游的原理,更多在意象层面进行沙盘游戏的操作模式称为华山论剑式操作模式。

2. 意象沙游一定要在愉快的氛围中结束吗?

在什么样的氛围中结束沙盘咨询,没有固定的要求。意象沙游在不同的领域使用的时候,有不同的要求。

意象沙游有娱乐放松、教育教学、心理咨询三大功能。

在娱乐放松功能范围内使用的意象沙游,自然主张要在轻松愉快的氛围中结束。在教育教学、心理咨询领域的实践中,目标的达成更加重要,而非刻意追求愉快的氛围,但这也并不意味着我们可以忽略沙游者的感受,或者可以让沙游者带着伤害离开。

如果沙游活动的目标是让沙游者发现自己的问题,那么沙游者在顿悟、反思之后,可能会感觉有些沉重。守护者的职责是鼓励沙游者不断尝试、努力面对,而不是逃避问题。在这个过程中沙游者会有不适感,就像孕育珍珠一样,不经历痛苦与磨难怎能收获快乐与财富?这种情况下,沙游活动结束后,沙游者痛苦一段时间是正常的。

如果沙游目标是修复创伤,那么守护者要做的就是促进沙游者已暴露的伤口愈合。守护者应当关注到沙游作品的积极意义,聚焦于沙游者可以利用的、可以转化的资源部分,启发、支持沙游者面对创伤,正视仍然可能存在的问题。沙游者更可能带着思考、安全平静地离开。

无论如何,守护者自始至终要做好守护工作,给沙游者一个安全的环境,让沙游者更顺畅地表达和呈现。意象沙游遵循人本主义心理学基本原则,注重积极关注,提倡沙游活动尽量在愉快的氛围中结束。

3. 沙游活动结束后,沙游者(特别是儿童)想拿走沙具,怎么办?

遇到这种情况,守护者要区分不同情景、不同年龄的沙游者和不同的场所,以采取不同的应对措施。

(1)区分不同的情景。

① 治疗环境:强调建立关系,以人为本,注重母子一体性,所以一般允许带走沙具,甚至可以赠送。

② 教育环境:对于儿童来说要树立规则意识,达成延迟满足,一般不允许带走。

(2)区分不同的年龄。

① 如果是低幼年龄段的孩子,可以引导他:小沙具是属于沙盘室的,这里是它的家,如果你想带它去你家做客,下次别忘了把它送回家。这样既照顾了孩子内心的需要,也让孩子树立了边界意识。

② 如果是大龄孩子或成人,可以让他表达一下对于这个沙具产生特殊感情的原因,引导他看到自己无意识的需要,并释放情绪;可以给沙具拍个照片,留作纪念;也可建议到网店购买。

(3)区分不同的场所。

① 如果是守护者自己的沙具,可以自主决定送人或者借出。

② 如果是机构或者他人的沙具,无论是送人还是借出,都需要请示后再定。

4. 沙游者要求守护者对其作品做出分析解释,守护者应该怎么办?

这时候守护者可以从以下几点做起:

(1)接纳沙游者的好奇心和探索欲。

沙游者迫切想知道作品的象征意义,深入了解自我,这种愿望是积极的,守护者要肯定沙游者自我探索的积极性,并认真回答沙游者提出的有关问题。

(2)鼓励沙游者谈自己的感受。

鼓励沙游者谈对沙具、沙盘以及制作过程的感受。在这个过程中,可以让沙游者进行自我分析,从而不再执着于让守护者来分析。

(3)给沙游者讲述意象沙游的工作原理。

告诉沙游者意象沙游不是"发现-解决问题"模式,告诉沙游者最重要的不是分析,而是沙游者自己的"感悟"和"觉察",还有守护者的"守护"。多数沙游者感觉有了收获,也就不再执着于分析。告诉沙游者"野蛮分析"可能带来的危害,有些沙游者也能理解。

（4）鼓励沙游者进行自我探索。

守护者不当的分析可能会给沙游者带来伤害，而沙游者自己的分析，无论怎样深入都不会给自己带来伤害。守护者可以让沙游者自己做出一些简单分析，以满足其好奇心。

（5）点拨性分析。

在避免野蛮分析的前提下，对于接受能力较强的沙游者，少量的点拨性的分析以及对沙游者积极面的分析是有益无害的。但是过多的分析，即使没有直接的伤害，也容易引起阻抗。

5. 沙游者提出，要拥抱守护者，守护者该怎么办？

类似的问题曾经困扰过很多咨询师。如果拒绝，他们会担心伤害到来访者；如果答应，他们又会产生新的困惑，比如：

这样做会不会破坏咨询关系？

来访者对咨询师产生依赖怎么办？

如果异性来访者有性的冲动怎么办？

如果咨询师把控不住自己怎么办？

……

咨询师纠结了。

这是因为咨询师对自己没有把握，没有足够的自信；这是因为咨询师没有放下两性之间的道德判断；这是因为咨询师没有准备好应对的心态和技术。

拥抱与否，到底该怎么办？

意象沙游彻底解决了这一问题。它用"守护者"代替"咨询师"，用"沙游者"代替"来访者"，把咨询关系变成了守护关系。守护者可以根据沙游者的状态与守护目标①，灵活处理。

如果沙游者状态不佳，甚至接近崩溃，想寻找一个肩膀靠一靠，借给他又何妨？如果秉持人本主义心理学的咨询理念，这不是问题。如果目

---

① 咨询关系中，就是咨询目标。

标放在支持沙游者,增强沙游者的能量上,一个拥抱如何舍不得给?

有的沙游者不是想自己解决问题,而是想获得安慰,沙游者想打破咨询关系,甚至想建立双重关系。这时候守护者要让沙游者觉知自己在破坏咨询关系,从而做出恰当的选择。

因此,抱与不抱,从来就不仅仅是一个技术问题,而是一个心态问题。如果守护者没有性的冲动,拥抱了沙游者,给沙游者以支持,就不必纠结于道德伦理判断;如果守护者在让对方没有感受到"不被爱"的前提下,果断拒绝了沙游者,让沙游者觉察到应有的界限,就不必纠结于自己是否"无情"。

守护者若看清了沙游者的状态,就明白了是否要答应沙游者的请求;守护者若放下了,抱与不抱,一切都很自然;守护者若看清了,抱与不抱都可以实现疗愈。

6. 意象沙游中,守护者的"入侵"指的是什么? 方式有哪些?

意象沙游中,入侵就是指守护者侵入了沙游者的自由时空。这种入侵有空间的入侵,也有时间的入侵;有有形的入侵,也有无形的入侵。

下面我们按照后一种分类方式来表述:

(1) 有形的入侵。

有形的入侵有三种,即:入侵边界、入侵领地和入侵领空。

① 入侵边界。

守护者本人或者所持有的物品入侵沙盘的边界。

最为常见的入侵边界现象有:守护者把记录本、纸巾、手机等放在沙盘的边缘位置,守护者的手、胳膊放在沙盘的边缘位置。

② 入侵领地。

沙游活动开始后,守护者把手放在沙子上或者守护者触碰到沙盘中的沙具,都是入侵沙游者领地的表现。

③ 入侵领空。

守护者没有触碰到沙子、沙具,也没有触碰到沙盘,守护者的身体进入沙盘的上方或者边界附近也可能构成入侵,这就是对沙游者领空的入侵。

（2）无形的入侵。

任何不尊重沙游者感受的行为或者让沙游者感到行为受阻、自由受到侵犯的行为都是无形的入侵,常见的无形入侵有:

① 守护者阻碍或打断了沙游者的表达;

② 守护者打断或影响了沙游者的思考;

③ 守护者的评判伤害到沙游者的情感;

④ 守护者让沙游者产生被监视、被观察、被分析等不舒服的感受;

⑤ 守护者没有做到"无我"状态,表现出的情感情绪影响到了沙游者;

⑥ 给沙游者制作沙盘的建议,未征求沙游者的同意,给沙盘拍照或者擅自当面拆除沙游者的沙游作品;

⑦ 守护者占用过长时间或有其他心理上的越界行为等。

7. 意象沙游中,如何避免沙游者爽约?

沙游者爽约主要有三个方面原因:守护者的因素、沙游者的因素和设置的因素。下面从这三个方面进行探索:

（1）守护者的因素。

① 约定时间不具体、不清晰。

有的守护者习惯说"明天""明天联系""后天再约"等,不具体、不清晰或者语义模糊。守护者与沙游者约定时间,要有清晰的格式与明确的地点,如:"×月×日×点×分到×点×分""×区×栋×××室""如果有变动提前 24 小时通知"等。如果有必要,还需发送具体位置信息和路线图,并留好联系方式。

② 守护者没有提前确认、提醒或提示。

预约后,正式咨询前,需要至少提前 24 小时与沙游者确认具体咨询时间和相关事宜。

③ 守护者没有和沙游者建立信任关系。

有时候,沙游者对守护者没有信心或者了解不够,守护关系①还没有建立,沙游者就可能会爽约。虽然沙游者爽约的大部分原因归于沙游者自身的问题,但增加守护者与沙游者的沟通,建立起牢固的信任关系,仍可以有效减少爽约现象的出现。

(2) 沙游者的因素。

① 沙游者没有足够的意愿来解决问题。

遇到这种情况,守护者要鼓励沙游者增强解决问题的意愿。

② 沙游者缺乏面对问题的决心和勇气。

遇到这种情况,守护者要接纳并鼓励沙游者面对问题。

③ 咨询过程中产生了阻抗。

遇到这种情况,守护者要及时识别并处理阻抗。

(3) 设置的因素。

守护者可以制定规程来避免或减少爽约现象的出现。

① 收费设置。

先交费再咨询、沙游者爽约仍然会被收取部分或者全部咨询费等设置有助于减少爽约现象的出现。实践证明,这是减少爽约现象出现的最有效手段。

② 预先收集沙游者的资料可以减少爽约现象的出现。

预先收集沙游者的资料有助于守护者了解沙游者,事先了解沙游者有助于减少爽约现象的出现;沙游者已经提供了可能包含隐私的信息,爽约的概率会大幅降低。

③ 服务程序的完善也有助于减少爽约现象的出现。

合理便捷的预约方式、热心周到的预约电话、预约提醒服务等均可减少沙游者爽约行为的发生。

8. 如何理解意象沙游提出的"同在"概念?

同在是守护关系,是共情技术,也是一种疗愈方法。

---

① 在咨询中就是咨询关系。

（1）同在是一种守护关系。

意象沙游中，守护者主动建立起来的与沙游者的工作关系称为守护关系。这种关系的特点是：

① 工作中的临时关系。

意象沙游的守护关系是在心理咨询、教育教学和娱乐放松的沙盘游戏中建立起来的，沙盘游戏结束以后，这种关系随之结束。

② 围绕守护目标建立。

建立这种关系的目的是完成守护目标，所以守护者一定要不忘初心，紧盯守护目标。

③ 同在是守护关系的最高境界。

意象沙游守护关系的建立依靠守护者的心理技术，更依靠守护者的人格魅力。沙游者感受到守护者的人格魅力，守护者给沙游者创造一个安全、温暖、容纳的环境，专心致志地服务沙游者，与沙游者在一起共同面对或者应对问题。

"同在"是指守护者能在沙游者深入探索自己的时候，给沙游者创造一个自由安全的环境，不投射自己的任何内容，做到"无我"，当沙游者需要帮助的时候，守护者能随时出现并帮助到沙游者，即做到"我无所不在"。

（2）同在是一种共情技术。

同在就是在一起，是一种共情技术，这种共情技术可以分为两个层次：

① 身心同在。

身心同在，在意象沙游中也叫人在，是指守护者和沙游者在同一时间、同一地点同时存在，并共情沙游者。其含义有"你在我在""同时存在""我和你在一起""不用怕，有我在"等。

② 精神同在。

精神同在，意象沙游中也叫神在，是指守护者和沙游者不在同一空间，甚至不在同一时间，沙游者却能感受到来自守护者的精神支持。

"神在"是一种"精神引领"，是守护者与沙游者之间的深度连接，是超越时空的共情。能够做到神在的人一般是公众人物、社会精英,或者是社会某一领域的"精神领袖",比如政治领袖、知名咨询师、课程导师、科学家、明星等。

精神同在经常表现为"我支持你,挺你""我和你观点一致,你不孤单""无论发生什么,我都会和你并肩战斗""我会一直守护着你""我永远不会放弃你""即使我死了,也会保佑你""××精神永存"等。

(3)同在是一种疗愈方法。

同在作为一种疗愈方法,其实质是资源共享,这种共享主要是指精神资源的共享。

守护者的一个重要任务就是帮助沙游者发现更多自身的资源,这种资源是多层面的、多维度的。

沙游者所拥有的资源又可以分为个人资源和社会资源。

个人资源包括沙游者的自我功能和应对能力,社会资源是指沙游者在社会网络中所能获得的支持。一个人所拥有的社会支持越多,就能够越好地应对各种心理问题。

社会支持网络指的是个人之间、个人与组织之间的接触与支持体系。通过这个体系,个人可以获得物质援助、社会服务、情绪支持、信息支持等。守护者与沙游者都处在这个网络之中,沙游者期望从这个网络中获得守护者的支持。从这个意义上讲,守护者与沙游者同在就有"相互支持、资源共享"的成分。作为心理咨询概念的同在指的是在精神资源方面的共享,不包含物质层面的共享。

如果说,沙游者的力量是"1",守护者的力量也是"1",而同在能让"1+1>2";这是因为每个"1"都处在社会网络之中,同在能让两个"1"相加,外加各自的社会支持力量。

9. 意象沙游中,如何与沙游者同在,其要点是什么?

同在是守护的精髓,是一种操作性很强的咨询技术,"无我,我无所不在"是其最高境界。在操作过程中守护者把握以下要点,有利于做到与沙游者同在。

（1）守护者时时刻刻与沙游者在一起，让沙游者感到身边有人陪伴，简单地说就是"我在这里"。

（2）守护者做到无我，不投射守护者自己的任何想法，让沙游者自由探索自我，简单地说就是"你是自由的，我不干涉你"。

（3）守护者积极关注沙游者，做到"我无所不在"，简单地说就是"如果你需要，我可以随时随地支持你"。

10．意象沙游中，守护者受到触动，产生了情绪，该如何处理？

在守护过程中，一旦守护者本人产生了情绪，一定要及时采取措施，以保障自身的安全和守护的效果，具体来说，可以有以下几种方法：

（1）觉察。

此刻守护者的首要任务是觉察到自己已经被卷入；觉察之时就是自我调整、自我疗愈的开始。

（2）自控。

守护者要允许自己有情绪，但必须是限定在可以自控的范围内。守护者要尽力自控，不要任由其流露，以免影响到沙游者。

（3）抽离。

这时候，守护者要能看到自己的状态，看到那个有情绪的自己，更要看到那个有情绪的自己坐在守护者的位置上。这是抽离的最基本方法。

（4）升华。

处理情绪的方法有多种，如：表达、宣泄、抽离与升华。守护者觉察到自己的状态与所处的位置不匹配的时候，放弃表达和宣泄，主动承担起守护者的责任，控制自己的情绪，回归到守护者的位置，全心全意守护沙游者，进入无我的境界，这就是升华。

（5）中断。

如果守护者感觉到不能很好地自控，可以选择向沙游者道歉，暂时中断沙游活动，或者考虑转介绍。

（6）督导。

一方面，意象沙游对守护者的人格要求比较高，守护者要时刻进行自我觉察,并不断提升自己;另一方面,守护者也是普通人,也有自己的困惑和烦恼,守护者也要有自己的督导师,遇到情绪阻滞和心理问题,要及时请求督导。

不被卷入和迅速抽离是守护者必备的两项能力,守护者要在实践中提升,多做个案是提升的基本途径。

11. 个体沙盘中呈现创伤意象,沙游者出现情绪波动,守护者该如何做?

这个时候,守护者可以使用意象沙游的六步守护法来帮助沙游者处理情绪,面对创伤,进而实现转化。[①]

六步守护法的具体操作步骤如下:

(1)止语。

当情绪激动的时候,沙游者需要表达或者宣泄出来。如果守护者说话,不仅阻止了沙游者的表达或宣泄,而且会传递守护者的投射,极易形成阻抗。此刻,要做好守护,守护者首先要做到止语。

(2)靠近。

沙游者面对创伤意象的时候,容易出现情绪波动,甚至躯体症状,这时候守护者要靠近沙游者,及时传递爱的信息和能量,以便更好地守护沙游者。

不同的沙游者、不同的守护阶段有不同的距离期待。

一般来说,在沙游者能够接受的情况下,守护的距离要尽可能近一些,以刚好不引起沙游者的阻抗为宜。

(3)注视。

大多数情况下,沙游者只是需要一个能理解自己、能与自己同在的人,守护者不需要给予任何言语的安慰,只需要长时间注视着沙游者或者用目光追随沙游者就可以了。

(4)共感。

---

① 可参考阅读苏健、杨芳:《沙游意象》,山东人民出版社 2019 年版,第 184~187 页。

　　共感通常是指由一种感觉引发另一种或者多种感觉的现象。

　　这里的共感指的是守护者感受沙游者当下的心理状态，以自己的眼神、手势、表情等非语言信息进行反应的过程。

　　共感过程中，守护者要尽可能表情平和，不宜大喜大悲。

　　守护者善意的、鼓励性的微笑可以传递爱心，带动沙游者转变自身的心情，调整心理状态。

　　（5）回应。

　　沙游者面对创伤意象，守护者静静地守护，沙游者顺畅表达。在这个过程中，守护者要及时回应沙游者。

　　守护者回应沙游者的方式主要有以下几种：

　　① 应答。

　　沙游者在叙述的时候，守护者点头应答或者用简单的语言应答，如："嗯""是的""理解您"等。

　　应答的目的是让沙游者感受到守护者在听，感受到自己说的是有价值的，感受到自己是受到关注的。

　　② 握手。

　　当沙游者遇到困难、需要支持的时候，守护者要及时伸出援助之手，抓住沙游者的手腕或者与之握手，根据沙游者的反应调整抓握的力度，传递关心与支持的信息。

　　③ 拍打。

　　当沙游者情绪较激动、抽噎、出现呼吸急促甚至呼吸困难的时候，守护者可以轻轻拍打沙游者的肩膀或者后背，以帮助其平复情绪。

　　④ 抚触。

　　对于儿童沙游者、同性沙游者，守护者可以在其情绪激动的时候进行抚触治疗。具体方法如下：守护者使用右手手掌，从沙游者颈部开始，沿着沙游者的脊柱，稍加用力往下拉，直至沙游者的腰椎，反复多次。

　　对于成年异性沙游者，守护者要注意观察沙游者有没有不适甚至生理反应，如果有，应及时终止。

　　⑤ 拥抱。

在沙游者遇到困难，感到枯竭、无力的时候，一个热情、真诚的拥抱，往往能够给予他很大的支持。对于青春期的沙游者和成年异性来访者，这种回应要慎重使用；如果有移情，要及时采取应对措施。

（6）面对。

守护者发现沙游者的结点之后，可以支持沙游者持续面对。面对的第一步就是让沙游者盯着结点沙具看，并尽可能详细地讲述对结点沙具的感受；面对的第二步就是让沙游者与结点沙具持续对话。以上两步合计用时一般不低于30分钟。在沙游者的情绪高涨的时候，守护者不要主动递纸巾，以免中断面对的进程，等到沙游者情绪释放之后，守护者才可以递上纸巾。一般来说，在这个过程中守护者做好守护就可以，仅在必要的时候以提问的方式介入。

12. 沙游者讲述的全是美好的故事，没有不舒服，在沙盘中也看不出什么，守护者要怎么办呢?

出现这种情况，守护者要积极反思，从以下几点寻找答案。

（1）发现"美好的故事"背后的内容。

如果沙游者讲的全是美好的故事，守护者感觉到沙游者有防御心理，不愿意暴露自己，沙游者做的可能是面具沙盘。

如果沙游者做出的是面具沙盘，守护者就要致力于与沙游者建立信任关系，消除阻抗，而不是专注于通过分析发现问题；如果沙盘不是面具沙盘，沙游者分享"美好的故事"本身就是疗愈，分享就好。

（2）沙盘是否一定要呈现问题。

沙盘不一定要呈现所谓"问题"，它自带疗愈功能，它遵循的不是"发现-解决问题"模式。意象沙游还可以用于教育教学或者娱乐放松，所以不必执着于发现问题。

（3）发现守护者自身存在的问题。

守护者遇到"美好的故事""没有不舒服"就不知道该怎么办了，说明守护者可能存在以下问题：

① 守护者是否涉嫌评判？

"美好的故事",谁感觉美好?

② 守护者是否有窥探欲?

守护者发现沙游者"没有不舒服",是否失望?是否想窥探沙游者?

③ 守护者是否足够自信?

有些守护者想要通过分析出沙游者的某些问题并给予疗愈,以证明自己的能力,给自己增加自信。守护者是否不够自信?

④ 守护者有没有拯救情结?

不知道"要怎么办"说明守护者急于帮助沙游者,守护者要反观自己是否有拯救情结。

守护者不必执着于发现沙游者的问题,发现并面对了自身的问题,回归守护的角色,也许问题就解决了。

13. 守护者的表情必须和沙游者一致吗?

一般情况下,守护者与沙游者共情,守护者与沙游者的表情要尽量一致。守护者可以表现得更平静一些,以符合"重为轻根,静为躁君"的思想理念。

特殊情况下,也可以表情不一致。守护者的微笑能够鼓励沙游者,并带来疗愈。这样做的前提是守护者有足够的善意和能量,即便表情不一致,也不会引起阻抗。

14. 沙游者不断将手放入沙盘中扬沙子,如何理解和处理这种情况?

在成人的世界里,扬沙子是一种妨碍别人的不良行为;但在儿童的世界里,这不是唯一的解释,更不是最佳解释。

解决扬沙子的问题,可以分为以下两步:

(1) 找出沙游者扬沙子的原因,正确理解扬沙子这一举动的含义。

扬沙子可能有以下几种情况:

① 儿童扬沙子可能是在探索;

② 儿童扬沙子可能是儿童好动的天性使然;

③ 某些儿童扬沙子可能是攻击性的表现;

④ 扬沙子也可能是在表达愤怒;

⑤ 扬沙子可能是在体验退行;

⑥ 扬沙子也可能是在释放焦虑。

(2) 按照不同的情况进行灵活的处理。

① 从沙盘游戏的设置来看,沙盘是自由和受保护的空间,沙游者有扬沙子的自由;

② 从不妨碍他人利益的角度来看,守护者可以采取适当的措施,制止这种行为;

③ 从儿童发展的角度来看,守护者要培养儿童的规则意识,是否可以扬沙子需要提前约定;

④ 从维护课堂秩序的角度来看,守护者①需要提前制定课堂规则,并制定处罚方案,详细说明,并确保收到每一名沙游者②的回应(承诺遵守规则,如果违反接受处罚);

⑤ 从问题的本质来讲,这是一个自由与边界的问题。对于认知能力有限的幼儿来说,有时候讲道理未必行得通,这时候需要行为约束和行为塑造;对于成年的沙游者来讲,守护者可以以此作为议题,让沙游者谈一下扬沙子带来的感受以及可能给他人带来的困扰等,促进其自我觉察。

15. 个体意象沙游有没有时间限制?

沙游者的个性不同,咨询目标不同,每次做沙盘游戏的时候面临的问题不同,心情不同,制作沙盘的用时也就不同,而且,沙游者需要与守护者探讨的时间也不同。

意象沙游以人本主义心理学为理论基础,尊重沙游者的探索时间,不催促沙游者进行制作,不打断沙游者的自我探索。因此,个体意象沙游不设时间限制。但是,意象沙游主张按时间收费,以促进沙游者自觉调节时间。

---

① 此处指讲授沙盘课程的教师。

② 此处指沙盘课堂中的学生。

16. 个体意象沙游一般多久做一次？

心理咨询与心理治疗性质的个体意象沙游一般要间隔2～3天进行一次，以给予沙游者自我探索和自我觉察的时间；娱乐放松性质的意象沙游则没有时间间隔的限制。

17. 做多少次沙盘游戏才能解决心理问题？

这要根据具体情况来确定，可能一次就能解决，可能几次才能解决，可能十几次才能解决，也可能需要更多的次数。次数的多少取决于以下几个因素：

（1）问题性质。

通常来说，解决一般心理问题所需时间较短，解决严重心理问题所需时间较长，神经症和抑郁症的治疗时间会更长，解决人格问题所需时间最长。同时，必须承认沙盘游戏的局限性，即有些问题是沙盘游戏解决不了的。

一般来说，减压、放松、情绪释放、认知等问题，只需做一两次沙盘游戏即可见效；人际关系、行为问题大多要做十几次到几十次沙盘游戏才能初步解决或部分解决；个人成长、人格障碍问题往往需要更多的次数。

神经症、抑郁症等问题，往往需要长程的辅导与治疗，有的甚至长达数年之久。

（2）守护关系。

守护关系建立得好，有利于加快解决问题的进度，做沙盘游戏所需次数减少；守护关系建立得不好，做沙盘游戏所需次数增加，也可能会减少，因为可能根本解决不了问题，会脱落或者转介绍。

（3）求助动机。

一般来说，求助动机适当增强，效果会更好，做沙盘游戏需要的次数相对减少；反之，则需要的次数会增加。

（4）沙游者的开放程度和悟性高低。

沙游者的开放程度越高，需要做沙盘游戏的次数越少；反之，需要的次数越多。沙游者的感受性越强、理解能力越高、自性化进程越快，产生觉悟或顿悟的可能性也就越大，需要的次数也就随之减少。

（5）守护者的技术水平。

经典沙游的治疗见效时间一般需要六周以上，一开始只是在无意识和意识层面开始变化，在行为层面解决问题的时间会更长。多种技术的综合运用可以加快解决问题的进程。意象沙游治疗结合了其他咨询技术，如短程焦点技术、认知疗法、行为疗法等，可以有效缩短治疗时间。

（6）其他因素。

沙游者的社会支持系统、沙游者的人格结构、沙游者的自制力、沙游者的经济状况和身体健康状况等都可能影响解决问题的效率，也就是影响了解决问题所需要的时间和次数。

三、团体意象沙游操作的相关问题

1. 利用沙具分组的意义是什么？

利用沙具为沙游团体的成员进行分组，有着一举多得的功效。

（1）生动有趣。

这种分组方式生动有趣，有利于调动成员的积极性，激发成员的好奇心和探索欲望；有利于排除外界干扰，调动感知觉，使成员专注当下。

（2）迅速破冰。

这种分组方式有利于让成员放下防御心理，积极参与；有利于活跃气氛，减轻成员的焦虑情绪；有利于成员开放自己，快速相识。

（3）同质分组。

这种分组方式容易吸引同质成员组成小组。成员在无意识层面链接较深，有利于打造有凝聚力的团队。

（4）底层链接。

沙具是沙游者表达意象的载体，是无意识的自发呈现，沙具之间的链接开启了组员在无意识层面初始的沟通。这种分组方式在无意识层面工作，是一种底层链接。它避免了自由组合的首因效应和以貌取人的缺点，有利于小组成员的深度沟通。

（5）引发觉察。

在分组过程中,有的成员拿到了喜欢的沙具,也有成员被迫接纳不喜欢的沙具。寻找沙具、抢沙具的设置,都是给成员照镜子、促进自我觉察的方式。团体带领者也可以借此机会分析成员的性格。

（6）导入课程内容。

成员选择到喜欢的沙具后,观察、抚触、觉察,再用词语把这种情绪体验表达出来,有利于引出意象、初始意象、融合意象和分析意象的概念,自然导入课程内容。

2. 团体沙游做几轮有没有参考标准?

团体沙游到底做几轮,没有明确规定,由团体带领者根据团体咨询目标和团体人数,灵活设置,具体设置参考如下几个方面:

（1）沙盘大小。

如果沙盘较大,容易出现分区域各自为政的现像。遇到这种情况,可以多做几轮,沙盘制作的轮数多了,沙具彼此靠近的机会就会多起来,团体成员间的交流也会多起来。

（2）团体人数。

团体带领者要根据团体成员人数的多少,在轮数上灵活调整。人数多,可以适当减少轮数;人数少,可以适当增加轮数。结束团体沙盘制作之前,带领者要提前两轮告知团体成员。

（3）互动情况。

团体沙游是通过团体内人际交互作用来达到团体咨询目标的。如果做了几轮之后,成员还是各守着一块区域,没什么交集或互动,可以视情况增加几轮,促进他们产生互动。有人连续弃权或者弃权人数较多时,也可考虑结束沙盘制作,进入讨论环节。

3. 团体沙游中,团体带领者发现沙游者有违规行为的,怎么办?

根据不同的团体目标、不同的团体成员、不同的成员反应,团体带领者可以做出不同的处理。

（1）团体目标。

当团体目标是让团体成员学会遵守规则时，要及时制止违规行为；当团体目标是完成某一任务，违规行为阻碍任务完成时，也要制止违规行为；当团体目标是促进团体成员觉察时，对于违规的沙游者，不必立刻纠正，要促进这种无意识里的内容自然呈现，观察并记录下团体成员的反应，以备讨论。

（2）团体成员。

针对不同的团体成员，处理方式不同。对于幼儿，更多是培养规则意识，通常要制止违规行为；对于学生群体，尤其是小学生群体，在团体沙游用于教学的时候，维持纪律很重要，也要制止违规行为；对于成人，由于其觉察能力较强，有时可以不予制止，促进互动，等待觉察。

（3）成员反应。

团体带领者的主要角色是组织者、观察者、记录者、促进者和见证者。所有这些角色当中，组织者是第一位的，如果活动不能顺利进行，活动效果就无从谈起，其他角色也无从谈起。当违规行为引起其他成员强烈反对的时候，带领者要及时制止违规行为，以保证活动顺利进行。

4. 团体沙游中，成员之间出现矛盾时，团体带领者应该坚守什么原则？

在处理团体沙盘游戏中出现的矛盾的时候，团体带领者要坚守以下原则：

（1）目标导向。

团体成员之间出现矛盾，带领者首先要让成员看到自己的目标与团体的目标分别是什么。当个人目标与团体目标不一致的时候，带领者要促进沙游者做出有利于团体发展的选择。

（2）规则灵活。

带领者要重申相关的规则，促进矛盾双方参照活动规则主动解决矛盾。如果规则没有详细规定，守护者可以促进小组成员分享对规则的理解，以促进问题的解决。

（3）少言守中。

在矛盾发生后,带领者不要介入,更不要做裁判,以避免卷入事件当中。带领者要让矛盾双方一起探讨解决方案,矛盾双方是解决问题的主体;其他团体成员的主要任务是帮助矛盾双方从抽离的角度看问题;带领者一定要严守中立,促进双方解决问题。

(4)无我同在。

带领者是一个无我同在的见证者角色。

带领者要坚持最小干预原则,尽最大努力做一个见证者,让沙游者之间的矛盾自然呈现,内部解决。只有在活动进程受到威胁、难以继续的时候,带领者才主动干预。这些干预要在保证学员安全和活动正常进行的前提下实施,实施的过程中,带领者仍要坚持中立、非评判的态度。

5. 在团体沙游中,团体带领者自己的感受是否需要表达出来?

团体带领者一般不需要,也不能表达自己的感受,除非出现了特殊情况。

(1)不表达是本分的要求。

团体沙游的带领者是组织者、观察者、记录者、促进者和见证者。这五种身份都需要带领者保持中立,不轻易表达自己的观点、立场和情感。

(2)表达是特殊情况的需要。

以下两种情况需要带领者表达自己的感受。

① 激发团体动力的需要。

如果团体缺乏动力,停滞不前,带领者可以表达自己的感受以及对团体的期望,以激发团体的动力。

② 受伤团体成员的需求。

当团体中某些成员受到了较为严重的伤害,通过团体成员的内部互动已经无法处理,团体带领者不得不把自己的身份变为辅导者的时候,团体带领者①可以采取表达自己的感受、自我开放等方式进行干预。

---

① 此刻,团体带领者已经成为实际上的团体辅导者。

6. 团体沙游中如何称呼沙游者?

团体处于不同的阶段,可以对沙游者①有不同的称呼;团体成员年龄不同,可以选择不同的称呼方式;带领者也可以通过与沙游者交流来确定称呼。

(1)团体所处阶段不同。

在团体初创阶段和过渡阶段,大家彼此尚未熟悉,首先考虑称呼代号,也可以使用化名,或直呼其姓名;在工作阶段和结束阶段,对于两个字以上的姓名,可以将姓去掉,也可以使用昵称。

(2)团体成员年龄不同。

① 幼儿和父母一起做团体沙游的时候,优先考虑使用"爸爸、妈妈、宝宝"之类的称呼,以增加安全感和亲切感。

② 青春期的孩子和父母一起做团体沙游的时候,首先考虑使用代号,因为这一时期的孩子自我意识快速觉醒,往往更加在意平等,不适合称呼"爸爸、妈妈、孩子"。

③ 如果团体成员都是成人,则推荐使用姓名,也可以使用姓名的最后两个字,这样可以拉近距离,让人感觉更加亲切。

如果团体带领者拿不定主意如何称呼沙游者,可以将称呼作为一种试探,观察成员的反应,并在后面加入讨论,促进彼此之间的理解与成员的自我觉察。

总的来说,如何称呼沙游者要跟着双方的感觉走。

7. 在团体沙盘的命名环节,成员长时间僵持无法决定统一的名字,如何处理?

团体沙盘统一命名对于参与本次沙盘制作的团体成员之间的融合,实现个人成长,具有重要意义。如果遇到团体成员长时间僵持无法决定名字时,可以采取以下措施:

(1)重复规则。

---

① 即团体成员。

告诉团体成员,名字可以从已有的名字中选,也可以共同商定全新的名字。如果陷入僵局,彼此争执不休或者集体沉默不语,团体带领者需要打破僵局,可以反复这样提示:团体需要一个统一的名字,这个名字可以是你们已经找到的名字中的一个,也可以是一个新的名字。

(2)继续命名。

鼓励每个成员针对沙盘多起几个名字,名字多了,团体成员更有可能找到意义上的契合点。

(3)限定时间。

给团体成员限定时间解决分歧,促进提升讨论效率。比如,"再给大家 15 分钟,请大家在限定时间内达成一致"。

(4)温柔坚持。

不怕时间长,不怕僵持,僵持也是一种碰撞。团体一般以打造凝聚力为目标,因此,统一命名有着非常重要的意义。团体带领者要在一定范围内,温柔地坚持:"团体需要达成一个统一的目标,请大家继续努力!"

(5)搁置分歧。

接纳未达成一致的现状,团体成员可以保留意见,回去思考,组织网络讨论;也可以暂时搁置,等待下次活动继续命名。

(6)注意三点。

① 不建议。

不给团体成员任何有关命名的建议。带领者给出建议就是卷入,并涉嫌评判。

② 不评判。

不针对名字进行评判。即使带领者认为名字有消极意义,这个名字也是团体成员积极思考的结果。

③ 不投票。

投票容易让多数人侵犯少数人的利益,制造新的不平衡。少数服从多数的想法不是一个行得通的主意(可能会伤害到部分团体成员),或者不是一个好主意。团体的目标在于碰撞和协调,带领者不要和稀泥,也不要做和事佬。

出现长时间无法决定名字的情况不是团体的失败,而是成功让团体成员说真话,是团体活动的高潮。

如果因为命名消耗时间过长,团体进入疲惫状态,守护者可以结束沙盘制作,把命名作为团体成员的作业布置下去。具体步骤为:拍照留存—回家思考—网络讨论,下一次团体活动时继续讨论。

8. 什么是团体带领者的自由量裁权?

团体沙游中,针对同一规则,不同的小组成员可能存在不同的理解。比如,如何界定"同一种类的沙具"或者"一套沙具",小组成员往往会产生分歧,甚至发展成很深的矛盾。这时候,团体的带领者就要充当法官或裁判的角色,带领者有权解释规则,并要求团体成员共同遵守。团体带领者的这一权力称为"自由量裁权"。

9. 团体带领者如何行使自由量裁权?

团体带领者行使自由量裁权要遵循以下原则:

(1)不滥用自由量裁权。

带领者要克服任何投射自己想法的冲动,不随便使用自由量裁权,只有在小组成员对规则的理解不一致,并且提出解决诉求的时候,带领者才可以行使这一权力。

(2)遵循团体的目标导向。

自由量裁权不是想怎么判就怎么判,带领者要遵循团体的目标导向,做出的裁决要有利于达成团体的共同目标。

(3)灵活处理成员之间的矛盾。

在遵循目标导向的基础上,带领者不要忽视解决团体成员之间的矛盾,尽量避免出现"支持一方,伤害一方"的裁决。带领者要恰当表述裁决内容,使之"道理上讲得通,情面上过得去"。

10. 团体沙盘制作过程中,为什么设置微调这一步骤?

一方面,设置微调这一步骤是为了让团体成员获得内心的平衡感。最末一个团体成员在每一轮都是最后制作,这可能会使其产生一种"失落感"或"不公平感",给其一次调整的机会作为补偿,可以起到心理平衡的作用。另一方面,在团体沙盘制作过程中,会有沙具被碰倒或者发生倾斜,最后一个团体成员也可以利用这个机会予以调整。

11. 团体沙盘微调时,可以大幅度改动吗? 为什么?

团体沙盘微调时,不可以大幅度改动,只能调整一处,而且不要动大件沙具。其原因有以下两点:

(1) 容易引发成员不满,甚至导致局势失控。

如果最后一名团体成员对已完成的团体沙盘进行大规模的改动,往往会在团体中掀起较大的波澜,带领者如果不及时制止,甚至会导致局势失控。

(2) 成为个人投射场所,失去团体沙盘的意义。

大幅度改动后,沙盘呈现出的更多是该成员的个人主观意识的投射内容,也就丧失了团体沙盘的意义。

12. 团体意象沙游中,沙游者遇到肢体接触的不适反应,该怎么办?

多数沙游者对肢体的接触感到愉悦;少数沙游者可能因为防御性强、关注身体少、有过相关的创伤等,会对肢体接触感到不适,这也是正常的,遇到这种情况可参考以下处理方式:

(1) 尊重并接纳其状态。

及时回应并关注沙游者,尊重并接纳其状态,不做任何评判,不做任何解释,也不鼓励他坚持做有肢体接触的团体活动。

(2) 允许并支持自由选择。

活动中,让沙游者自由选择:独处、交流或者观看活动。

如该沙游者选择独处,带领者要安排助教做好守护;如果沙游者选择交流,其搭档或者带领者做好守护。团体带领者要注意观察,了解阻抗产生的原因,并给予积极关注。

(3) 采取技术手段介入。

如果以上方式并没有解决问题,沙游者仍有较大情绪,可以中断活动几分钟,由团体带领者使用聚能或者静持等技术介入。

（4）团体结束后单独辅导。

如果涉及隐私或仍有继续处理的必要，要在本次团体活动结束以后，由助教或者团体带领者以个案形式处理。

13. 团体中的一号成员放置沙具或者动沙，对沙盘主题可能产生什么样的影响？

一号团体成员（以下简称"一号"）放沙具或者动沙子往往会对整个沙盘的主题形成有较大影响，但也不一定能起到决定性作用，其影响主要表现在两个方面，即首因效应和从众效应。

（1）首因效应。

一号显然可以抢占先机，他可以第一个动沙子或者选沙具。一号发出的信息没有受到任何干扰地得到了更多的注意；之后的团体成员发出的信息则易受忽视，所以无论一号动沙子还是选沙具都会对之后的团体成员造成较大影响。

一号可以选择先动沙子，沙子的造型会对整个沙盘的布局产生影响。如果一号选择做海面，则之后的团体成员可能做出海边风景；如果一号选择堆山，则之后的团体成员可能做出山脚别墅……

一号也可以选择先动沙具，一号所选沙具的类型和大小可能对整个沙盘的主题产生较大影响，对整个沙盘的基调也会产生影响。

（2）从众效应。

一号做出选择以后，如果二号跟进的话，往往会产生从众效应。从众效应是指个体受到群体的影响而怀疑、改变自己的观点、判断和行为等，以和他人保持一致。

团体建立初期，一号更容易受到关注，从而成为主导者。很多情况下，团体的其他成员会成为跟随者，尤其在一号所选沙具如果占据沙盘的中心位置的情况下更是如此。例如，一号把一所房屋放在中心位置，则团体成员更容易配合做出一个家庭。

但是一号的影响也不是绝对的，这是因为之后大家都享有改动的机会。放置到中心的沙具可能被孤立或移动，做出的水面可以被填平，堆起的沙子可以被抹平……只是，碍于情面，这些情况很少发生；之所以没有发生，往往是因为缺乏有个性的沙游者。

团体建立之初，一号有着一定的优势；团体成熟后，其顺序优势会进一步丧失，沙游者的人格结构和人格特质则成为影响团体的主要因素。也就是说，影响甚至决定主题的人物更可能是团体中一两个特别有个性的成员，而不一定是一号。

14. 对团体沙游作品进行分析有没有意义？

团体沙游的意义主要在于通过互动，让团体成员彼此照镜子，发现自身和团体存在的问题，并依靠团体自身的力量去解决问题，促进团体成员的共同发展。从这个意义上说，对由多人一起完成的团体沙盘作品进行主题分析，意义不大；但对于团体带领者来说，分析参与团体的人，分析互动情况，可以为更好地带领团体提供参考。

简言之，团体的分析，分析的不是主题，而是互动过程；分析的不是作品，而是团体成员；团体分析的目标不是把结果告诉团体成员①，而是为带领团体提供思路。

15. 要不要对团体沙盘活动进行分析？

为了组织好活动、及时发现问题并带领成员做好讨论，团体带领者要对团体沙盘活动过程进行实时分析，但要注意分析的结果仅仅是带领者带领团队的参考。团体带领者要做到不卷入，不给团体成员分析沙盘作品，以免导致野蛮分析。

16. 团体沙盘活动要分析什么内容？

团体沙盘活动分析的内容有以下几个方面：

（1）分析每个成员的个性特征。

（2）分析团体沙盘的制作过程。

（3）分析成员与他人的互动模式。

（4）分析团体的整体状况和发展趋势。

---

① 也绝不能这样做，因为容易造成野蛮分析，伤害团体成员。

（5）发现并分析表现特别以及需要帮助的团体成员。

对沙盘制作过程、团体成员及其互动情况的分析非常重要,带领者要注意分析的结果不可透露给团体成员。

团体带领者必须具备专业的分析能力。只有对团体成员的一言一行以及团体成员的互动情况做及时准确的分析,才能把握团体的动态,更好地带领团体达成目标。

17. 团体沙游中,如果团体成员暴露问题并要求带领者分析,该如何处理?

如果团体成员情绪稳定,暴露的问题不涉及较深的隐私,带领者要扮演好"促进者"的角色,促进者要起到守护的作用,给开放者（即暴露问题者）以疗愈。具体方式包括以下几种:

（1）让开放者自己思考:你认为呢? 你觉得该怎么办呢? ……

（2）提请团体成员讨论:B,你怎么看这个问题? C,你的想法是什么? ……

（3）头脑风暴:请每一位沙游者给出 10 条以上的建议……

最好的方式是该成员自己解决问题;其次是引领团体自行解决问题;最后是带领者适时点拨,解决问题。

如果暴露出的问题涉及深度隐私,建议在团体沙游结束后,另行预约个案咨询。

如果该成员情绪激动,无法继续参与团体活动,可以建议其在一旁观察,团体活动继续进行;如果该成员不能静下来观察,也可以由助教将其带出场地,做好守护,等待活动结束再做心理辅导。

18. 团体沙游中,1 号沙游者拿了沙具还没有放好,2 号就忙着去拿沙具了,守护者该如何处理?

通常按照以下步骤处理:

（1）检查规则。

首先要检查活动开始的时候团体带领者宣布的规则。

选取沙具和摆放沙具是两件事情,如果规定了在这两件事情上都遵守相同顺序,那么这样做就是违规;如果只规定了摆放沙具的顺序,没有规定选取沙具的顺序,这样做不违规。

（2）回看目标。

如果此次团体沙游是针对幼儿遵守规则的训练,或者是在人数较多的沙游课堂,自然要维护秩序,可以把规则制定得更细些,并提醒团体成员要严格遵守。

如果是以成人的自我觉察为目标的沙游,即使对同样的规则,每个成员的理解也不一定都相同,团体成员的行动方式也会不同。无论规则有没有明确规定,如果现场没有人反对,那么只要不影响活动的进行,就不必干预,让它自然呈现就好,最后的讨论才是重点。

（3）处理异议。

如果在制作沙盘的过程中有成员提出异议,带领者可以再次宣布一下规则。如果再次宣布规则不能解决问题,可以提醒违规的成员遵守规则。如果提醒也不能解决问题,可以停止团体沙盘制作,通过讨论的方式解决问题。

（4）讨论总结。

讨论是团体沙游中最重要的环节之一。沙盘制作完成后,带领者要组织讨论。通过讨论,团体成员表达自己的感受,并了解他人的感受和想法,促进自我觉察。

19. 孩子们做团体沙游一年多了,一直各自为政,不合作,怎么办?

小学三年级之前的学生群体不具备形成团体的条件,他们在做团体游戏的时候各自为政、不合作是正常的,即使再做一年,仍然会是这样。他们与老师、父母以及更高年级学生等年龄大、能力强的人更容易形成密切的关系;而与同龄人的友谊之船则会说翻就翻,这是此阶段儿童的心理特点。

5岁之前的儿童处于前道德判断阶段,多表现为自我中心,不能形成团体。在这一阶段,任何想打造团队的努力都是徒劳的。

5 岁到八九岁的儿童处于他律道德判断阶段，这个阶段的孩子处理事情要依靠他人的标准进行判断，没有自己的道德判断标准，自然无法独立处理复杂的事情，也就无法形成团队，他们需要依从大一些的沙游者才能形成团队。

做以促进团体成员合作为目标的沙盘游戏，要考虑到沙游者年龄因素的影响。超过 9 岁的儿童做团体沙游一般不会发生这种现象。

20．团体意象沙游有没有时间限制？

团体意象沙游是否设置时间限制，要根据团体的性质确定：

（1）心理咨询与心理治疗性质的团体，一般没有精确的时间限制。

这种团体虽然没有精确的时间限制，但团体带领者可以通过以下方式大体控制团体沙游的用时长短。

① 团体带领者可以确定制作轮数：制作轮数越多，用时越长；反之则用时越短。

② 团体带领者可以决定讨论问题的多少：讨论问题越多，用时越长；反之则用时越短。

③ 团体带领者也可以选择不同的讨论方式：讨论越细致，用时越长；反之则用时越短。

（2）教育教学性质的团体，要有明确的时间限制。

在教育教学实践应用中，课堂时间是固定的，团体意象沙游也就有了时间限制。一般来说，团体意象沙游的时长服从于教学时间的安排。

（3）娱乐放松性质的团体沙游是否设置时间限制，根据具体情况灵活处理即可。

21．团体意象沙游多久做一次？

心理咨询与心理治疗性质的团体意象沙游一般要间隔一周左右，教育教学和娱乐放松性质的团体意象沙游一般没有频率限制。

22．团体意象沙游的守护原则是什么？

团体意象沙游的守护原则是："目标导向，规则灵活；少言守中，无我同在"。

团体的规则制定要服从团体的共同目标,在此基础上,要体现灵活性;团体的带领者做场的守护时,要尽量促进成员之间的互动,促进成员开放,促进成员彼此照见、相互疗愈。除了组织活动之外,带领者要尽量少发号施令,做一个默默无闻的、无所不在的场的创建者、维护者、支持者和团体成长的见证者。

23. 团体意象沙游的守护有哪两个层次?

团体意象沙游的守护可以分为两个层次,即:成员守护和场的守护。成员守护是指团体成员之间的相互守护;场的守护是指团体带领者和助教对整个团体和所有成员的守护。

24. 作为独立的心理技术,团体意象沙游的守护要点是什么?

在团体意象沙游中,守护也可以作为一种独立的心理咨询技术。做好团体沙游的守护,有以下几个要点:①

(1)团体意象沙游场的建设。

团体意象沙游中的守护需要在一定的场域内进行,带领者要提前布置场地。场地环境包括物理环境和人文环境。

首先需要一个温馨的场所,最好是全封闭的,舒适的,有得心应手的沙盘设备和足够活动空间。

其次需要一个"我为人人,人人为我""相互守护"的人文环境。这就需要带领者通过各种活动,促进团体成员相互信任,促进团体成员主动开放,创建一个安全、开放、温馨、友好的守护环境。

(2)及时发现需要守护的对象。

团体活动中,会出现沙游者"受伤"的情况,这种"受伤"大多不是真正的受伤,而是沙游者的情结被触碰,是无意识意识化的结果,是沙游者因看到了不愿意面对或者还没有准备好面对的某一部分的自己而在心理上受到冲击。这时候"受伤"的沙游者就需要被特别守护。团体带领者要有足够的能力发现这些需要守护的对象。

---

① 可参考阅读苏健、杨芳:《沙游意象》,山东人民出版社 2019 年版,第 187～198 页。

（3）选择合适的守护者。

个体意象沙游中，守护者可以做一对一的守护；团体意象沙游中，带领者不能这样做，因为一个团体中可能会有几个沙游者同时"受伤"，而且带领者还需要带领团体成员继续活动。

这时候，团体带领者要从沙游者当中选择一个或者多个守护者，守护"受伤"的沙游者。一般来说"受伤者"的搭档、关系密切的小组成员、小组长，甚至助教都可以成为"受伤者"的守护者。活动过程中，团体带领者不宜做"受伤者"的守护者。

（4）选择适当的守护方式。

带领者还要选择适当的方式对团体进行守护，如使用注视、静持、链接、聚能、催化和抽离等技术。意象沙游六步守护法适用于守护情绪波动较大的沙游者，带领者要教会团体成员使用该技术。

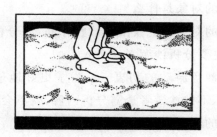

第五章 沙盘游戏的分析技术

关于沙盘游戏的分析，一直存在不少争议，比如：沙盘游戏要不要分析？沙盘游戏分析的对象是什么？分析是否会导致野蛮分析？如何避免野蛮分析？沙盘游戏分析的理论依据是什么？笔者根据自己对沙盘游戏的理解和十几年的沙盘游戏工作经验，给大家做一些简要的分享。

沙盘游戏要不要分析？

经典沙游认为沙盘游戏的分析非常重要，沙盘游戏作品分析是疗愈的重要过程。有些新沙盘游戏学者认为沙盘游戏应该回归游戏的本真，主张不分析。

笔者认为，守护者要明确分析的对象，要用正确的理论去分析，要保守分析的秘密。

沙盘游戏分析的对象是什么？

沙盘游戏分析的对象不能仅限于沙盘作品，要分析沙盘作品，也要分析沙盘制作过程，更要分析沙游者这个人。

只要信守分析沙盘游戏的初衷——为了更好地理解和守护沙游者，守护者不轻言分析，不向沙游者透露分析内容，就不会产生野蛮分析。

沙盘游戏分析的理论来源是什么？

有学者认为，沙盘游戏分析唯一的理论来源就是荣格分析心理学，这种观点是有失偏颇的。笔者认为，荣格分析心理学为沙盘游戏分析提供了重要依据和分析思路，但它仅仅是众多分析理论和方法中的一种。以中国古典文化为主的东方哲学包含重要的辩证思想，可以成为沙盘游戏分析的重要理论来源；人本主义心理学也可以用于沙盘游戏分析。

下面我们通过以下问题，进一步深入探讨沙盘游戏分析技术。

1. 沙盘做好了，守护者就知道沙游者的想法了吗？

这种猜测是想当然的。沙盘做好之后，守护者可能知道沙游者的一部分想法,也可能根本不知道沙游者的想法。

沙游者在制作沙盘的整个过程中,其言行举止和对沙盘的解释都是守护者分析沙盘的重要依据。守护者在时时感受沙游者,并做出分析,但守护者分析到的内容首先是守护者自己的投射,也有可能是沙游者内心世界的一部分,但二者并不完全重合。

通过分析,守护者可能了解或者猜测到沙游者的部分内心世界,但决不能凭此臆断守护者知道了沙游者的想法。

守护者不是神仙,做不到看一眼沙盘就知道沙游者的所有想法;守护者的无我守护才是理解沙游者、促进沙游者自我探索和心理成长的最重要路径。

2. 分析沙盘,守护者是否要对每个沙具面面俱到地提问?

分析沙盘的时候,守护者不必面面俱到地提问,可以有针对性地提问。有些沙具,沙游者已经讲述得很清楚了,就不必要过多提问;有些沙具是重复的或者具有相同或相似的象征意义,就没有必要逐个提问,比如,我们没有必要问清楚沙游者所使用的每一颗石子的象征意义;有些沙具以成套或者以意象群的方式出现,它们有着整体的意义,不可以分开提问;有些沙具在特定的情境中,意义已经非常明显,也没有必要提问……

面面俱到地提问,既浪费时间和精力,又容易引起沙游者的阻抗,所以一般不使用这种方式,除非沙盘中的沙具很少或者沙游者对逐个讨论很感兴趣。

3. 沙具与其象征意义是一一对应的吗?

沙具的象征意义是丰富多彩、难以穷尽的。不同的人使用同一个沙具,同一个人在不同的时间使用同一个沙具,都可以投射不同的无意识内容。即使是同一个人在同一次沙游中,同一个沙具也可以投射不同的无意识内容。由此可见,沙具的象征意义极其丰富,沙具与其象征意义并非一一对应的。

既然沙具和它的象征意义不是一一对应的,分析沙盘也就无法做到按图索骥。按图索骥是教条主义的分析,往往会导致野蛮分析。如何才能知道沙具的象征意义到底是什么？守护者需要深入学习分析心理学的基础知识，运用科学知识和专业技能去分析，更需要和沙游者一起去感受，去探讨。

4. 如何对沙具的象征意义进行分析？

对沙具的象征意义进行分析，可以从以下三个步骤入手：

（1）感受沙具背后的意象。

沙盘是意象的家园，意象是情结与原型的寓所，沙具是意象的载体。这正如王弼所言"夫象者，出意者也"，沙盘的分析就是循象观意的过程。

沙游者放在沙盘中的沙具是具象，守护者可以根据这个具象想象出意象来，然后再对意象进行分析。然而守护者所想象出的意象与沙游者头脑中的意象必然有出入，分析也会因此变得不确定或者不准确。如何解决这个问题？

守护者能做的是尽量缩小这个差距。可以通过收集沙游者的资料、了解沙游者的咨询目标、观察沙游者的一举一动、关联沙盘中的各个沙具等方式来再现更加贴近沙游者的意象。最直接、最接近真实、效果最好的办法就是全程守护沙游者，与沙游者深入交流。

（2）发现意象关联的情结。

情结是个体无意识的主要存在方式。平时我们无法意识到它们，但是它们却发挥着极其重要的作用，甚至决定着沙游者的思维方式和行为习惯。

情结往往以沙具的形式出现在沙盘之中，沙游者触碰到之后往往会表现出明显的情绪。为了方便分析沙盘，可以把沙盘作品中隐藏情结的沙具称为结点沙具，一个沙盘作品之中往往会出现一个或者多个结点沙具。发现沙具背后的情结是分析沙具象征意义的突破点。

（3）分析原型意象。

在意识的深处，隐藏着不同于个体无意识，并非由个人经验而形成的无意识部分，它由全人类，特别是同一种族的人共同的智慧凝结而成，它是超越个人的心理内容或模式的集结，这就是集体无意识。这种集体无意识也深藏在意象之中,离开了意象,我们很难靠近它,对此,荣格提出了原型意象的概念。"原型意象是原型把自己呈现给意识的主要形式"①。

荣格提出的常见的原型意象包括"阿尼玛""阿尼姆斯""智慧老人""阴影""自性"等。

人类,特别是同一种族人群的集体无意识是相通的,同一种族的人往往拥有相同或相近的原型意象。这种具有普遍象征意义的存在,使得分析有迹可循,更为科学。

与沙游者建立良好的咨询关系是做好分析的前提。最好的分析是守护者通过共情,在与沙游者的对话中进行的。可以说,没有关系就没有分析,没有守护就没有分析,没有对话就没有分析。

5. 什么是结点沙具? 结点沙具有哪两种?

意象沙游中,投射出沙游者情结的沙具称为结点沙具。

结点沙具可以分为两类,即正向结点沙具和负向结点沙具。

(1)正向结点沙具。

所谓正向结点沙具,就是沙盘作品中能够在无意识层面唤醒沙游者积极情感体验的沙具。沙盘作品中出现了正向结点沙具,守护者要鼓励沙游者积极分享。分享活动可以提升沙游者的积极体验。

(2)负向结点沙具。

负向结点沙具就是沙盘作品中能够在无意识层面唤醒沙游者消极情感体验的沙具。通常所说的结点沙具一般是指负向结点沙具。发现负向结点沙具,守护者要鼓励沙游者表达,并守护沙游者面对。表达和面对是沙游治疗的重要方式。

6. 如何发现沙盘作品中的结点沙具?

用心守护是准确发现沙盘中结点沙具的前提。

守护者要注意沙盘作品中出现的如下情况,这些线索有助于守护者发现结点沙具:

---

① 申荷永:《沙盘游戏疗法》,中国人民大学出版社 2012 年版,第 57 页。

（1）沙游者有浓厚兴趣的沙具。

（2）沙游者长时间盯着看的沙具。

（3）沙游者不想看、不敢看的沙具。

（4）沙盘中被沙游者反复移动的沙具。

（5）沙游者看到之后，流露出强烈情绪的沙具。

（6）沙游者犹豫不决，长时间不能确定是否选用的沙具。

（7）某些和生死、爱情、危险等主题密切相关的特殊沙具，比如蛇、蝴蝶、骷髅头、黑白无常等。

7. 如何做好沙游分析？

要做好沙游分析，就要认真学习沙游分析理论，积极进行沙游实践；要用心守护好每一次沙游活动，认真做好每一次守护记录；要与沙游者真诚对话，在对话中进行分析。

（1）没有理论就没有分析。

守护者要深入学习沙游分析理论，正确使用沙游分析理论进行分析可以少走弯路，这些理论主要包括：

① 人本主义心理学。

追根溯源，所谓的沙游分析，不是分析沙盘，而是分析做沙盘游戏的人；分析的最终目的也不是为分析而分析，而是让守护者更好地做好守护。因此，遵循人本主义心理学基本原则，尊重、信任沙游者，贴着沙游者的感觉去分析，才是有效的分析。

② 以中国古典文化为主的东方哲学。

以中国古典文化为主的东方哲学是沙盘游戏的重要理论来源之一，守护者要做好沙游分析就要认真学习以中国古典文化为主的东方哲学。《易经》《道德经》《大学》《中庸》《论语》等经典著作是守护者的必读图书。

③ 荣格分析心理学。

荣格分析心理学是经典沙盘游戏最主要的理论来源，要深入分析沙游作品，离不开对荣格分析心理学的深入研究。

除了掌握以上 3 种理论之外，守护者最好还要有渊博的学识和丰富的人生阅历,最好对世界文学和人本主义心理学也有深入研究。

(2) 没有实践就没有分析。

正如学习驾驶不能只学习驾驶理论,更重要的是通过实际动手操作汽车来掌握驾驶技能,沙游分析技能也不能只靠看书学习直接学到,分析实践是获得沙游分析技能的基本途径。守护者要多做个案,勤于分析,善于总结。

(3) 没有守护就没有分析。

全程守护是分析沙游作品的前提条件。离开了守护过程,单纯地分析沙游作品,只能得到很少的信息,沙游者在活动过程中传达出来的信息都被忽略了。

在守护的过程中,沙游者的眼神、表情、动作、语言等传达出的信息对分析沙游作品有非常重要的参考意义。对沙游作品的分析,离不开对人的分析。没有对人的感受和分析,单纯地分析沙游作品,是舍本逐末的行为。

分析沙游作品的最终目的还是分析沙游者,共情与同在是深入沙游者内心世界的通道,只有坚持全程守护的守护者才有资格分析沙游者的作品。

(4) 没有对话就没有分析。

无论守护者经验多么丰富、知识面多么宽广、能力多么强,都无法做到完全理解沙游作品;无论通过什么理论去分析沙游作品,都需要询问沙游者才能够获得更多的融合意象,才能真正理解沙游者。真正专业的分析是守护者倾听沙游者的讲述,并在与沙游者对话的过程中进行的,所以,没有对话就没有分析。

8. 意象沙游中,守护者通过什么方式可以扩大融合意象?

沙游者心中的意象与守护者解读的意象相互重合的部分称为融合意象。要扩大融合意象,可以从下面几点入手:

(1) 做好资料收集工作。

要扩大融合意象,必须深入了解沙游者。收集沙游者的资料并进行整理,这有助于增加对沙游者的理解,扩大融合意象。

(2) 做好对沙游者的守护。

对沙游者进行无我守护,不投射自己的意识,共情到沙游者,可以减少沙游者的阻抗,让沙游者的无意识更好地呈现出来。没有守护就没有分析,做好守护是扩大融合意象的根本途径。

(3) 扩容守护者的分析地图。

守护者还要依靠两张地图来分析沙盘,获得融合意象。这两张地图就是精神分析地图和个人经验地图。

① 精神分析地图:努力学习经典精神分析和荣格分析心理学等理论,增进对无意识、集体无意识、情结、原型、原型意象等概念的理解。

② 个人经验地图:渊博的知识储备、丰富的人生经历、大量的个案经验组成守护者的个人经验地图。守护者的个人经验地图与沙游者的个人经验地图会有很多重叠部分,丰富个人经验地图可能带来融合意象的扩大。

(4) 扩大守护者的意识容器。

守护者的意识和无意识的总和越大,意识容器就越大;意识和无意识里的冲突越少,守护者对沙游者的接纳度就越高。扩大守护者的意识容器,就好比使用大的渔网去捕捞,收获总会更多一些。

9. 沙盘里有很多人物类沙具,沙游者解释没有自体意象①,真的没有吗?

有时候沙游者在沙盘中放置了很多人物类沙具,在讲述的时候却没有提到自己;守护者问到自体意象的时候,沙游者也说"这里面没有我"。

出现这种现象,可能存在以下情况:

(1) 沙盘中有自体意象,沙游者不想说出来。

有时候沙盘中有自体意象,但是沙游者尚未完全信任守护者,不愿意与守护者深入分享,沙游者会说沙盘中没有自体意象。有的沙游者会把

---

① 一些书中,也称之为"自我像"。

自己的故事伪装成他人的故事去讲。

(2)沙盘中没有自体意象,沙游者说的是实话。

有些沙盘中确实没有自体意象,守护者不必执着地去寻找,常见于以下几种情况:

① 低龄的或青春期的孩子经常会不摆出自体意象,这可能是其自我意识尚未完全确立的体现。

② 沙游者在生活中对自己的身份定位模糊、自我认识不清晰,或较少关注自我。

③ 环境不够安全,沙游者在意识层面制作沙盘,带有编故事的性质,故事里没有自体意象。

④ 沙游者在防御,不让自体意象出现在沙盘里,担心被分析出一些自己不愿暴露的内容。

⑤ 沙游者难以找到能代表自己的意象体。

(3)自体意象分化隐藏,沙游者无法分辨。

有时候沙盘中会出现多个自体意象,沙游者可能因此不知所措,从而出现不承认自体意象的情况。

这时候,有些沙游者可能会感觉这些人物每一个都像自己,每一个又都不像自己。这是自体意象的分化隐藏现象,其实其中的每一个都是沙游者的一个子人格。

值得注意的是,沙盘作为心理测试是非标准的,呈现的也只是当下的意识状态。沙盘中没有出现自体意象并不必然代表沙游者的自我意识不清晰,这只可以作为一个线索去分析和探索。

10. 守护者如何引导沙游者觉察沙盘中隐藏的自体意象?(即:守护者如何引导沙游者分析出隐藏的自体意象?)

认识自我是每个人一生的功课,是不断探索的过程。完整、准确地认识自我,很多人终其一生都难以做到。帮助沙游者看清沙盘中的人和物,找到自体意象并自我觉察是帮助沙游者成长的重要方式。

守护者带领沙游者深入探索以下问题有助于沙游者发现并确认自体

意象：

　　沙盘中有哪些人？

　　这些人有什么特点？

　　你最喜欢其中哪个人？

　　沙盘中的哪个人更像自己？

　　自己有没有这些人的某些特点？

　　沙盘中有哪些动物？

　　你最喜欢其中哪个动物？

　　沙盘中动物的特点是什么？

　　自己有没有这些动物身上的特点？

　　如果让你选择一个沙具代表自己，你会选哪个？

　　在沙游者的探索过程中，守护者要做好陪伴，引导沙游者去领悟，说出来，写出来。帮助沙游者发现并认识自我，需要一个较长的过程。守护者要通过耐心细致的守护，帮助沙游者找到自体意象，支持沙游者完成人格的统一整合。

11. 有的沙游者特别注重沙具摆放整齐对称，如何理解这个现象？

　　沙游过程中出现这种现象，可以试着从以下几点进行理解：

　　(1) 完美主义人格特征的反映。

　　有些沙游者追求完美，希望作出一幅整齐的图，在摆放沙具的时候往往会仔细观察某些沙具是否在一条直线上；有些沙游者则会特别在意圆形或者方形画得是否规整；有些沙游者特别在意是否清理干净了"水面"上的沙子。如果沙游者的表现符合以上所说的情况，可以考虑沙游者是否在追求完美。

　　(2) 中规中矩人格特征的表现。

　　有些沙游者小时候接受了较为严格的家庭教育，形成了循规蹈矩、注重规则的人格特征。沙游者的这种人格特征反映在沙盘中就可能出现问题中提到的现象。这种沙游者往往守成有余，创新不足。

（3）面具沙盘的呈现。

有时候守护关系尚未建立好，沙游者对守护者缺乏足够的信任，可能会做出面具沙盘。沙游者为了表现自己，有可能会刻意美化沙盘，从而出现问题中提到的现象。

（4）强迫症状的表现。

如果沙游者有问题中提到的表现，并且喜欢反复调整，经常处于纠结之中，结合与沙游者的谈话，守护者要考虑沙游者是否存在某些强迫症状。

（5）自性的呈现。

沙盘中呈现出规则图形，不一定都是由以上几种情况所致，也有可能是沙游者在沙游过程中获得了疗愈，是自性的呈现。如果排除沙游者本人刻意而为，那很有可能就是沙游者在无意识和意识层面调整后获得疗愈，是自性的呈现。

要判断是哪种情况，不能仅仅依靠守护者的主观感受和个人判断，更重要的是参考沙游者的感受和沙游者对这一现象的理解。

12. 神话传说或者宗教故事中的人物这类沙具有哪些象征意义？

此类沙具常有两种象征意义，即人性的象征和神性的象征：

（1）人性的象征。

沙游者有时候会使用它们代表生活中的具体人物，比如父亲、母亲或者对沙游者有特殊意义的其他人。在这种情况下，分析其象征意义要跟随沙游者自己的描述，这就是普通的象征意义，此时这类沙具和一般的人物类沙具没有多大区别。

作为普通人物的代表，这些沙具通常具有以下象征意义：

① 象征着沙游者需要被守护。

观音菩萨包含了母亲的原型，象征着慈爱、温暖、包容，是母子一体性的表现。沙盘中出现宗教人物，犹如出现了新的守护者，无声地守护着沙游者的心灵家园，疗愈由此发生。

② 象征着沙游者的支持力量。

沙游者希望获得心灵宁静的时候,沙游者需要被关爱、被保护的时候,沙游者需要智慧支持的时候,这些意象就成为沙游者的精神支持,疗愈随之发生。

(2) 神性的象征。

沙游者还经常使用这类沙具代表神秘力量或者超自然的力量。此时,它们具有神性的象征意义,这种象征意义大多隐藏在沙游者的无意识层面。这种沙具往往具有普通沙具所不具备的象征意义,主要象征着神性、秩序和精神层面的追求,具体来说主要有以下几点:

① 象征着沙游者的心理避难所。

沙游者在遭遇重大挫折或者面临巨大挑战而无力应对的时候,往往会祈求神明保佑;沙游者在自觉罪孽深重、不能被他人接纳的时候,往往期望得到神明的宽恕,从而产生忏悔之意……此类情况发生的时候,这些沙具便成为沙游者的心理避难所,因为沙游者相信神可以更加包容。

② 象征着沙游者的英雄情结。

当沙游者陷入困难不能自拔,看到了自身的缺陷和不足的时候,往往特别希望得到英雄的拯救。如果此刻英雄没有出现,英雄的创造就成为必然。

当没有平常路可走的时候,升华成为必然路线。经历过苦难的沙游者更容易把自己塑造成具有完美道德和无穷力量的英雄,英雄的原型意象往往具有无可比拟的力量,以神的形象出现。

③ 象征着沙游者的救赎情结。

在神话和传说中,无论是耶稣、佛,还是观音菩萨,都象征着拯救。有拯救情结的沙游者往往会不自觉地选取这些意象,这是投射性认同。

④ 象征着高层次的精神需求。

在神话和传说中,大多数神生活在云端,有着很高的思想层次,有着崇高的精神追求,天然是个抽离的观察者。他们高屋建瓴地看问题,超凡脱俗,追求灵魂的至上完美。同时神也是沙游者信仰的象征,代表了人类高层次的心理需求,反映了沙游者的理想追求和价值观。

⑤ 象征着转化和重生。

在神话和传说中，神仙有的是修来的，有的是死而复生的，有的是投胎转世来的，所以神的意象有着转化和重生的意义。某些神也掌管人类的生育，所以也是生育的象征。

神是人的精华，神性即人性，这里所谓的特殊意义其实就是人性的升华。神是人类中的杰出人物或者英雄人物的代表，是集体无意识的集中体现，是英雄的原型意象。

13. 交流对话环节中，沙游者不想再说了，守护者心中还有疑问，是否可以继续进行作品的解读？

这时候不适合继续提问了，但仍然可以通过其他方式继续解读沙游作品，深入理解沙游者。

（1）意象沙游以人本主义为思想原则，主张提问要跟着沙游者的感觉走。在沙游者已经不愿意说的情况下，守护者不再发问，充分体现了对沙游者的尊重。

（2）沙游者主动讲述沙游作品的时候，尽量让沙游者讲到无话可说；当守护者提问的时候，则要适可而止。过多的提问可能会引起沙游者的不适，令其产生阻抗。

（3）沙游者已经不想再说了，很可能已经产生了阻抗。这时候守护者最重要的任务转变为识别处理阻抗。如果此刻沙游者不愿意与守护者交流，守护者可能需要重新评估守护关系。与了解沙游者的内心世界相比较，建立良好的守护关系是第一位的。

（4）意象沙游不以发掘沙游者的隐私为目标，提问的目的在于通过与沙游者的交流，促进沙游者的表达和自我探索。守护者要像母亲接纳婴儿一样接纳沙游者，自然包括允许沙游者不说话。如果感觉沙游者有话可说，但当下不想说，处于犹豫之中，可以无我守护，静待花开；如果沙游者表示可以结束了，那就不要再提问了。

守护者的分析是可以继续的，守护者可以结合沙游者的肢体语言、所处环境、沙盘中的沙具位置等继续解读。

14. 沙游者有时会撒谎,沙盘也会撒谎吗?

即使沙游者有意识地掩盖内心世界,其沙盘也会呈现部分真相。或者说即使沙游者想要在沙盘上呈现与内心真实想法相反的世界,守护者也能够通过分析技术捕捉到真实信息。

即使沙游者故意做出与自身真实想法相悖的举动,也是沙游者内心世界的真实反映,只不过是另一面而已。沙盘所反映的都是沙游者的内心世界:无论是在意识层面,还是在无意识层面;无论是主人格,还是次人格。

因此,沙游者有时会撒谎,但沙盘不会撒谎。沙游者所谓撒谎的部分,恰恰最能反映真实;或者说守护者认为撒谎的部分可能正是沙游者试图掩盖的子人格的表现。

15. 什么是人格?

人格是个体在社会化的过程中形成的整体心理框架,具有相对的稳定性、独特性和社会性。人格是个体稳定的、独特的、本质的心理特征的总和,它往往被熟悉的人感知到。

16. 什么是子人格?

朱建军老师把人格面具称为子人格[①]。一个面具就是一个子人格,或人格的一个侧面。

每个人都有很多子人格,在不同的场景中,会有不同的子人格展现出来;遇到问题,不同的子人格会提供不同的解决方案,它们之间也会因此"打架",最终获胜的子人格负责解决问题。

17. 什么是人格面具?

人格面具,这个词来源于希腊文,本义是指使演员在某一出剧中扮演某个特殊角色而戴的面具。

有些时候,某些个体不愿意暴露自己的人格特征,或者不愿意暴露自

[①] 朱建军:《你有几个灵魂:心理咨询中人格意象的分解》,人民卫生出版社 2015 年版,第 12 页。

己的主要人格特征，他们往往做些伪装，反其道而行之，或者暴露出平时很少表现出的人格部分，就像戴上了面具一样，我们把个体呈现出来的这种人格部分称为人格面具。

18. 人格面具对个人生活和社会生活有什么影响？

人格面具也被荣格称为从众求同原型。人格面具对于人的生存来说是必需的，它保证了个体能够与他人，甚至是那些并不喜欢的人和睦相处。它能够帮助个体实现个人目的，达成个人成就。正是因为有了人格面具，社会生活和公共生活才得以正常进行。如果没有人格面具，所有个体都我行我素，肯定会导致"世界大乱"。

如果一个人过分地热衷于自己所扮演的角色，甚至仅仅认同自己扮演的角色，人格的其他方面就会受到排斥。受人格面具支配的人会逐渐背离自己的天性，从而生活在一种紧张的状态中。人格面具的不平衡会直接导致尖锐的对立和冲突，甚至导致人格分裂。

19. 如何识别人格面具？

要识别人格面具，就要学习精神分析理论，透过意识看到无意识，看到无意识支持的人格部分；要识别人格面具，就要学习马克思主义哲学，透过现象看到实质，学会辩证统一地看问题，既看到人格的整体，又看到人格的部分。

20. 什么是面具沙盘？

沙游者因为从众或者为了求得认同，有意识地在沙盘中掩盖自己真实的内心世界，这时做出的沙盘叫作面具沙盘。

21. 如何识别面具沙盘？

守护者可以通过以下途径识别面具沙盘：

（1）收集沙游者的资料。

通过了解沙游者的成长史、家族谱、关系网、生活圈等，发现沙游者的核心情结，可以帮助守护者发现沙游者的人格面具，识别出沙游者制作的面具沙盘。

（2）用沙游地图分析沙游作品。

沙游地图是意象沙游独创的分析技术，它的主要理论基础是马克思主义哲学，它揭示了沙盘分析的基础：普遍联系的框架、历史的观点、发展的观点和辩证统一的观点。沙游地图是马克思主义哲学在沙盘分析领域实践应用的结晶。使用沙游地图分析沙游作品，可以发现沙游者更加真实的部分，也就容易识别出面具沙盘。

（3）使用荣格分析心理学理论，分析象征意义。

沙游过程中，充满了象征性语言。要识别出面具沙盘，就要读懂这些象征性语言。使用荣格分析心理学对原型意象做出恰当分析，发现沙游者真实的内心世界，可以识别面具沙盘。

22. 学习沙盘分析技术，对自己做沙盘会产生什么影响？

每个人都有自己的心理防御方式，这些方式中有积极的、成熟的防御方式，也有消极的、幼稚的防御方式。

学习沙盘分析技术之后，沙游者对意象的象征意义有了更加深刻的理解，更容易产生心理防御，也可能会因此影响到自由表达，即使是专业的心理咨询师也未必能够不受影响。

一般来说，学习沙盘分析技术之后，沙游者受影响的大小取决于以下几个方面：

（1）人格面具。

沙游者的人格面具是影响沙游者开放度的主要因素。沙游者的人格面具越厚重，开放度越低，越容易掩饰自己的内心世界。

（2）时间因素。

一般来说，初学沙盘分析的人会受到较大的影响。在选取和摆放沙具的时候，他们会根据所学的知识做出一定的判断，并刻意避免一些东西。但这种阻抗所掩盖的内容也可能通过其他途径呈现出来。随着自我探索的深入，这种影响会逐步降低。

（3）关系因素。

守护关系是影响沙游者表达的重要因素。沙游者在面对不同的守护者的时候,其防御程度会有所不同。沙游者在自己信任的守护者面前,能够放心地甚至毫无掩饰地呈现自己的内心世界。在这种情况下,学过的知识对沙游者的影响相对较小。

(4)其他因素。

不同的沙游设置、不同的沙游玩法、不同的参与者、不同的物理环境,会让沙游者感觉安全程度不同,其心理开放程度各异。

沙游者要接纳自己的防御心理,允许自己掩饰,多做几次沙盘,无意间就放下了防御心理,甚至会沉浸其中,物我两忘。

23. 个体沙游中,代表自体意象的沙具放在沙盘边缘,代表自我意识没有得到充分发展吗?

人的自我意识一生都在发展,是否"得到充分发展"往往指当下的状态是否符合个人所处的年龄阶段。

代表自体意象的沙具所在的位置是分析沙游者自我意识的一个重要线索,但位置本身不能指向固定的分析结果,它仅仅是参考因素之一。遇到这种情况,对沙游者自我意识的分析还要参考以下几点,做出进一步的探索:

(1)沙游者的年龄。

年龄小的孩子自我意识发展不成熟,有可能把代表自体意象的沙具放在沙盘边缘,或者沙盘中根本不出现代表自体意象的沙具。

(2)自体意象所在的场景。

如果沙盘中间是一个大的水面的话,所有人或物都是在边上,代表自体意象的沙具自然也就在边上了。所以场景不同,对"自我意识是否得到充分发展"的解读也不同。

(3)沙具的大小。

无论处于什么位置,如果代表自体意象的沙具比别的沙具大一些,很突出,恰恰说明了沙游者自我意识的发展。这时候就不必执着于考量位置的因素。

(4)沙游者的状态。

沙游者的状态也是重要的参考因素。如果沙游者认为自己面对整个沙盘,看着这一切,感觉一切尽在掌握之中,这就说明了沙游者实现了抽离,恰恰是自我意识充分发展的体现。

(5)沙游者的目的。

代表自体意象的沙具出现在沙盘的边缘,如果沙游者说,这里远离喧嚣器,自己在修心养性,这也不代表"自我意识发展不充分",反而是升华和超越的象征。

(6)自体意象的身份。

有时候代表自体意象的沙具虽在沙盘边缘,但它是被关注的对象,这也不能说明"自我意识发展不充分"。

沙盘中有没有一个清晰的自体意象,反映的是个体对周边环境或对自身角色的认知,不能机械地解释为"自我意识发展的充分性",不能教条地解释为自我意识的发展程度。分析沙游者自我意识的发展程度,要通过沙游者对作品的解读,结合沙游者的自我评价和自我认知,才能更加精准。

24. 沙游者做了几次沙盘,每次摆放的内容都差不多,是否表明沉溺其中? 如何理解这一现象?

这并不能说明沙游者沉溺其中。不同的沙游作品中多次出现相似或相同点可能是出现了以下情况:

(1)对同一主题的探索。

有时候沙游者会对同一个主题进行深入探索,这时就会出现连续几次使用相同沙具或者制作相似场景的情况。

(2)变化在内心深处。

有些时候,沙盘作品变化不大,但沙游者的内心深处已经发生了很大的变化。调整一个沙具的位置或者增减一个沙具,这在表面上看似变化不大,然而对于沙游者来说,有可能是有重大意义的。

(3)遇到心理发展瓶颈。

有时候沙游者遇到心理发展瓶颈,在沙盘上可能会表现为几次内容变化很小。这时候守护者更需要关注沙游者本人,而不是沙游作品本身。

(4)有阻抗,不愿继续暴露。

当沙游者有阻抗,又碍于情面不得不继续制作沙盘的时候,往往会出现面具沙盘。这时候做出的沙盘可能是一种面具沙盘。遇到这种情况,守护者要把重点放在关系的建设上。

(5)投射情结受阻。

沙盘是意象的家园,情结会隐藏在意象里,投射到沙盘中。在投射情结的过程中,遇到阻碍,也可能会出现这种情况。

……

以上很多是守护者的猜测,也是深入理解沙游者的几条思路。守护者要注重倾听和守护,不要在与沙游者交流的过程中投射自己的判断,以免引起阻抗,影响沙游的进程。

25. 沙游者连续做几次个体沙盘,作品中没有人也没有动物,如何看待这种情况?

沙游者连续做几次沙盘,其中没有人也没有动物,这种情况并不一定意味着沙游者有什么问题。守护者要做到不投射自己的想法给沙游者。

守护者可以从以下几个方面去理解这种情况:

(1)沙盘中出现不同类别的沙具,反映了沙游者不同的价值观。

沙盘中人物多的,沙游者可能更重视人际关系;沙盘中生活用品类和营养类沙具多的,沙游者可能更多地生活在本能层面;沙盘中出现较多象征精神引领的沙具,沙游者可能更多地生活在精神层面。

(2)沙盘中的人物和动物往往是沙游者人际关系的反映。

沙盘中出现人物和动物往往是关系的反映,这种关系包括沙游者与自己的关系(也称为与子人格的关系)。如果多次沙盘中都没有出现人物或动物,可能是沙游者尚未准备好面对某些关系。从这个意义上讲,多次沙盘中没有出现人物或者动物确实值得守护者关注。

(3)沙盘中没有出现人和动物也可能是因为受到条件限制。

实际制作过程中,受客观条件的限制,沙游者心中的人物和动物也不一定会摆出来。这就需要守护者通过与沙游者进行交流来分析,最终要以沙游者的表述为准。有时候沙游者心中的人物或动物已经呈现出来了,只是不以人物或者动物的形式出现,守护者没有看到而已。

(4)沙盘中没有出现人和动物也可能是因为遇到阻抗。

沙游者与守护者的关系也会影响到沙游者的表现。如果没有摆出来人和动物,也可能是沙游者有阻抗。当信任关系还没建立起来的时候,沙游者可能不愿意真实地表达自己,不愿意开放自己,从而摆放一些沙游者认为无关紧要的沙具掩饰自己。

(5)沙盘中没有出现人和动物也可能是因为时机未到。

沙盘中投射的只是沙游者庞大的意识和无意识的一部分,或者说是极小的一部分,沙盘中没有,不意味着意识或者无意识中没有,只是当下没有呈现而已。一般来说,在无意识层面的沙游,至少需要 6 周以上才会有明显的效果。意象沙游融入了其他技术,见效可能会更快一点,但连续几次这样的呈现也不能说明沙游者有什么问题。

要从多个维度来分析一个沙盘,有些呈现出沙游者自性化内容的沙盘也可能没有人和动物,这需要守护者用心体会。如果守护者非要找出点什么,可能是没有做到无我。做到无我需要慢慢来,路很长。

26. 如何通过沙盘判断沙游者的心理年龄?

心理年龄指依照个体心理活动的健全程度确定的个体年龄。心理年龄可以分为智力年龄和心态年龄。前者更多指向心理活动的能力水平,后者更多指向个体的社会化成熟水平和自我意识状态。

通过沙盘游戏和对沙盘作品的分析可以大致判断出沙游者的社会化成熟水平和自我意识状态。但判断的过程经常要依靠守护者的直觉,判断的依据也是非标准化的。

守护者通常使用以下方法对沙游者的心理年龄做大致的判断:

(1)沙盘内容分析法。

根据沙盘的内容可以大体分析出沙游者的心理年龄,具体分析依据有以下三种:

① 沙具的多少。

一般来说，沙具使用越多，心理年龄越低。幼儿在制作沙盘时，沙具经常布满整个沙盘，甚至找不到地方放进新的沙具；小学生使用沙具的数量会减少；初中生会更少；高中生和大学生会根据需要适当选取沙具；而有些老人会使用很少量的沙具甚至不使用沙具。需要说明的是这只是常见的规律，不能机械套用。

② 沙盘的布局。

沙盘作品的布局也是判断心理年龄的依据。年龄低的沙游者逻辑思维不成熟，布局往往较为混乱；心智成熟的沙游者沙盘布局更合理、符合逻辑。随着心理年龄的增长，沙盘的布局会呈现出更多的规律性。

③ 沙具的种类。

幼儿喜欢颜色较为鲜艳的沙具，喜欢各种动物；小学生则更喜欢人物、昆虫、骷髅、鬼怪等；中学生的特殊偏好减少；成人更喜欢用部分来代表全体。

（2）自体意象感受法。

如果沙盘中出现了代表沙游者本人的沙具（即自体意象体），守护者可以让沙游者感受自体意象的年龄。这种感受有时候会产生变化，比如逐步变大或者变小。在稳定的状态下，沙游者感受到的自体意象的年龄很可能就是沙游者的心理年龄。

（3）子人格平均法①。

找出沙盘中所有的人物或动物来计算它们的平均年龄，以此来推断沙游者的心理年龄。使用这种方法的时候，要把动物的年龄换算为人的年龄后才可以计算平均年龄。

（4）人际交互分析法。

根据艾瑞克·伯恩（Eric Berne，1910—1970）的人际交互分析（Transactional Analysis）理论，可以把人的内心分为儿童态、成人态和父

---

① 参考朱建军：《你有几个灵魂：心理咨询中人格意象的分解》，人民卫生出版社2015年版，第315页。

母态三种状态,根据三种状态的占比,守护者可以大致判断出沙游者的心理年龄。这种方法主要通过观察沙游者的表现以及聆听沙游者讲述的故事,大致判断出沙游者的心理年龄。

沙游者的心理年龄确实会有变化,但整体又是相对稳定的。通过一次沙盘游戏,可以判断沙游者当下的心理年龄,通过多次沙盘游戏,可以判断沙游者的平均心理年龄。判断心理年龄要会识别退行,偶尔的退行不能作为计算心理年龄的主要依据。

27. 沙游者问:"我的沙盘不愿意让别人进来,是否意味着只有家人才能让我觉得安全?"该怎样回答他?

守护者的话对沙游者至关重要,守护者回答沙游者的时候,不要让沙游者感到自卑,不要给沙游者消极的暗示;守护者与沙游者交流,要真诚、客观、中立,并积极鼓励沙游者。

从中立的立场出发,守护者可以这样回答沙游者:此刻不愿意让家人以外的人进来,并不意味着过去或者将来也是这样,也许以后会有变化;这也未必只与安全感有关。

守护者要鼓励沙游者进行自我探索,鼓励沙游者更加开放,鼓励沙游者面对自己的问题。

28. 作为一个成年人,我最有感觉的意象是一个很小的小孩,是不是我有什么问题?

要回答好这个问题,就要先了解出现这种情况的原因。可以从以下两方面考虑出现这种情况的原因。

(1)沙游者的人格结构。

根据艾瑞克·伯恩的理论,人的心理结构可以分为三种状态,即:儿童态、成人态和父母态。这三种状态各占一定比例,随着年龄的增长而有所变化。

如果是一个成年人对很小的小孩的意象特别有感觉,可能是这位沙游者人格结构中的儿童态的占比较高,也可能是某种原因导致了这种儿童态在当下占据了重要位置。

但这并不说明沙游者有什么问题,守护者可以鼓励沙游者继续探索,去发现内在的自己。

（2）沙游者存在退行。

出现这种情况,也可能是沙游者处在退行之中。

当沙游者受到挫折或处于焦虑、应激等状态时,有可能会放弃成熟的适应技巧或方式,转而使用早期生活阶段的某种行为方式,以幼稚的方法来应对当前情景;沙游者把自己看成很小的小孩,就不必承担成人应当承担的责任,从而降低自己的焦虑程度,这就是退行。

这也可能意味着沙游者渴望被理解或者希望得到帮助。

总之,出现这种状况有可能是沙游者在进行自我保护和自我探索。守护者要尊重和接纳沙游者,促进沙游者自我接纳和面对现实。

29. 有些家长关注孩子做沙盘的分析结果,急于知道哪里有问题。对这类家长守护者该如何进行反馈?

这类家长往往在子女教育中吃过苦头,对自己和孩子缺乏信心,内心充满了不安全感。他们习惯于睁大眼睛寻找孩子的问题,对孩子的优点视而不见,忽视孩子的能动性,更无从发挥其积极性。

对于这类家长,守护者可以从以下几个方面做起:

（1）安抚家长情绪。

守护者要充分理解家长,安抚家长的情绪,帮助家长打消对孩子的疑虑、消除自己的焦虑情绪。守护者要让家长相信孩子没有什么大的问题,并暗示孩子有很好的发展潜能。一般来说,家长特别愿意相信孩子的潜能,这种暗示有着很大的积极作用。

（2）解释沙盘游戏的工作原理。

守护者可以向家长解释,沙盘游戏不是"发现-解决问题"模式,而是"体验-自我修复"模式;解释沙盘游戏的工作原理有助于打消家长的疑虑,让他们不再无端怀疑自己的孩子存在问题。

（3）解释保密原则。

在适当的时候,守护者可以向家长解释心理工作的保密原则,请家长尊重孩子的隐私;守护者也要告诉家长有保密例外:当孩子遇到某些重大问题,比如出现意外怀孕、自残行为、自杀倾向或其他危害社会的行为等情况时,守护者会及时告诉家长。

(4)提示家长积极关注孩子。

守护者要让家长认识到积极关注孩子的重要性,鼓励家长积极关注孩子,帮助家长看到孩子的优势。适当的情况下,守护者可以给家长布置这样的作业:发现孩子的若干优点。

(5)提请家长多关注自身发展问题。

守护者要提请家长关注亲子关系问题,青少年的心理问题大多与亲子关系有关。而在亲子关系中,主导者是家长,家长自身素质提高了,孩子的问题往往会迎刃而解。守护者可以对家长的行为进行指导,引导家长进行价值观澄清,而不是执着于分析沙盘。如果条件许可,建议让家长体验沙盘游戏,发现自己与孩子的相处模式,从而转移对分析的关注度。

(6)鼓励家长把焦点集中到守护孩子上来。

要鼓励家长觉察自己的问题,以及由此给孩子带来的影响;鼓励家长体验守护与被守护的关系;积极宣传守护四原则,促进家长践行对孩子的守护。当家长明白守护才是他们最需要做的事情的时候,他们大多不会再执着于分析。

30. 经典沙游中所说的"自性"是什么? 你是怎样理解的?

经典沙游中的"自性"来源于荣格分析心理学。

荣格分析心理学认为,人的心理一开始就是一个整体,尽管还有待于成熟和发展,但它存在一种倾向性(也可以理解为组织原则):将人的心理的各个方面统一起来,形成一个完整的结构。这种倾向性就是自性的原型。

原型本身是人类通过遗传获得的一种心理的倾向性,它的本质是保护和发展自身。自性作为原型,它具有自我整合、自我疗愈、自我发展的功能。

自性在集体无意识中是一个核心的原型,自性是统一、组织和秩序的原型。它把其他原型，以及这些原型在意识和情结中的显现都吸引到它的周围，使它们处于一种和谐稳定的状态。它把人格统一起来，给它一种稳定感和一体感。一切人格的最终目标，是充分的自性的完善和自性的实现①。自性是人格的中心，它具有平衡和协调人格的各个方面的功能，这种功能也称为整合。

沙盘游戏是实现这种整合的有效方式。

在沙盘游戏中，自性整合的形式是多样的：清点资源，排列顺序，澄清价值观，继而重建系统。自性的整合过程可能是反复的，符合心理从"平衡"到"不平衡"再到"平衡"的否定之否定规律，是螺旋式上升的。

自性在沙盘中的表现形式之一可能是规则图形，这可能是自性重新排列资源的结果，不必过度解读，更不要进行神秘主义的解读。这种图形只是自性在整合人格的过程中在沙盘中的投射影像，因此，在沙盘中刻意制作这种图形意义不大。

31. 沙盘游戏图片资料是沙游者的隐私吗？可以未经同意发布沙盘图片或者讨论相关案例吗？

沙盘游戏图片资料可以分为原版照片、复盘照片和表征图；不同类型的图片具有不同的隐私级别。

（1）原版照片。

沙盘游戏原版照片也分为两类，即沙盘游戏作品照片和沙游活动记录照片。

① 沙盘游戏作品照片。

沙盘游戏作品照片仅仅是沙游作品的记录，没有个人肖像，属于心理咨询记录资料。这类照片可以看作是加密的隐私，只有沙游者的个人资料和守护者的分析内容同时泄露，才会构成泄密。所以对这种资料的保密要求并不太高。守护者可以在不泄露沙游者个人信息的前提下组织学术讨论、发表文章，一般不会引起投诉或侵权诉讼。稳妥起见，仍然建议

---

①　许燕：《人格心理学》，北京师范大学出版社 2009 年版，第 137 页。

守护者在征得沙游者同意后再发布，以避免纠纷。

② 沙游活动记录照片。

沙游活动记录照片可能既涉及沙盘作品资料版权，又涉及人物肖像权。所以这类照片的发布要做到三点：第一，要选取适合发布的照片，对于形象不佳或属于隐私范畴的照片要予以保密；第二，一般来说，发布新闻照片并不侵犯肖像权，但仍要尽量征得当事人的同意，再予以发布；第三，如有异议，要及时删除。

（2）复盘照片。

因学术研究和案例研讨的需要，有时候守护者把沙游者做过的沙盘拆除之后，重新进行模仿制作，以再现原作品的主要内容。出于保密需要，有时候会替换部分沙具。这类作品的照片叫作复盘照片。

复盘照片不属于沙游者的个人隐私，但发布案例的时候也要使用化名，以免造成泄密或侵权。

（3）表征图。

出于案例研讨和学术研究的需要，守护者将沙游作品进行二次创作，以简笔画、漫画、示意图等形式进行加工，将沙游作品重新表征，得到的图形作品，称为表征图。

这类作品不属于沙游者的隐私，其版权属于二次创作者，但是在讨论案例、发布作品的时候，也不得泄露沙游者的个人信息。

第二部分
走出沙盘,从大众的视角看沙盘游戏

　　提起沙盘游戏,很多人认为它是神秘的,并认为懂得沙游分析技术的人一定是非常专业的人士。对心理学专业稍有了解的人,大多会把沙盘游戏与心理治疗联系在一起。然而,回看沙盘游戏的发展史,却不难发现,沙盘游戏并不是因心理治疗的需要而诞生的。

　　《地板游戏》的作者,英国小说家威尔斯认为地板游戏可以帮助孩子们获得一种"奇异的愉悦感",从而有助于孩子们的成长,这是它的价值所在。

　　威尔斯在书中写道:"这些游戏都成为过去时,但它们模糊的光亮不断闪烁,试图再次点燃记忆里的幸福,所有发生的爱都流向那里……"

　　从中不难看出,字里行间充满了对童年游戏的眷恋,充满了对生活的热爱。由此可见,地板游戏的创立,其初衷只和生活有关,和爱与体验有关,一切都是非功利性的……

　　英国心理学家、世界技法的创始人洛温菲尔德则认为,"如果儿童没有充分的游戏机会,那么就不会有正常和谐的情感发展"。

　　让儿童有"正常和谐的情感发展",这已经是在关注与教育相关的民生问题了。洛温菲尔德在世界技法中坚持"不分析""不解释"的态度,也从一个侧面印证了沙盘游戏来自民众可以玩的游戏,它不是高深的心理学理论,它根植于民众生活,可以服务于民生。

　　追根溯源,心理学来自哲学,哲学是从宗教中分离出来的,宗教又来自巫术仪式,而巫术仪式本身就是游戏。所以游戏是心理学的源头,游戏治疗也是国际上认可并十分流行的心理治疗技术。

　　沙盘游戏的确是一门非常实用并且好用的心理咨询与心理治疗技术,然而这听起来似乎距离大众的生活有些远了。如果让沙盘游戏回归到它的本来面目,回归到它的本真——游戏,大众能够更好地认识它,它也将会更好地服务大众。让我们从大众的视角看一看,沙盘游戏能够给老百姓带来什么样的服务。

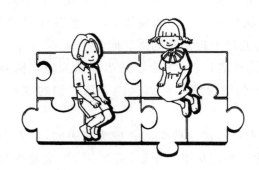

第一章 沙盘游戏与学校教育

沙盘游戏传入我国之后,最先在学校教育领域获得广泛认可。非常多的幼儿园、中小学和高校都设立了沙盘游戏室;许多教师,尤其是中小学教师、幼儿教师和特殊教育教师,逐步将沙盘游戏迁移应用到教育教学上来。

历经 20 多年的发展,沙盘游戏用于教育教学已经是大势所趋,许多心理工作者和教育工作者在积极拓展沙盘游戏在教育教学领域的应用,已经取得了初步成果。

据粗略统计,目前已经有诸多教师在如下领域进行了沙盘游戏用于教育教学的探索:幼儿教育、小学教育、中学教育、大学教育、职业教育、特殊儿童教育等领域。

(1)沙盘游戏在幼儿教育中的应用。

沙盘游戏用于幼儿教育领域的探索主要有:沙盘游戏认知教学、沙盘游戏语言教学、沙盘游戏智商训练教学、沙盘游戏情商训练教学、沙盘游戏安全教育等。

在幼儿教育中,沙盘游戏可以"激发孩子的想象力,加强孩子的自我体验""改善孩子的同伴关系,增强人际交往能力""培养孩子的健全人格,促进孩子健康成长"[1]。

"在沙盘游戏过程中,分析师基本不干预游戏者的活动。因此儿童可以非常自由地表达自我、宣泄不良情绪,以及在深层修通受到创伤的早期

---

[1] 张力云:《沙盘游戏在幼儿教育中的重要性探究》,载《考试周刊》2015 年第 52 期,第 191 页。

人格结构。"①

沙盘游戏主要适用的幼儿症状有:自闭症等言语和交流困难、焦虑等情绪困难、注意缺陷与多动、攻击性行为、人际关系困难。②

(2)沙盘游戏在小学教育中的应用。

沙盘游戏用于小学教育领域的探索主要有:沙盘语言表达训练、沙盘游戏作文、沙盘游戏创新思维训练、沙盘游戏英语教学、小学生沙盘游戏心理健康活动课堂等。

沙盘游戏在小学教育中常见的应用还有:有效治疗儿童注意缺陷、多动等问题;适用于攻击性行为的矫治;有效缓解紧张、焦虑等负面情绪。③

"沙盘游戏在小学教育中得到了广泛运用,它不仅能够有效治疗学生注意缺陷、多动以及攻击性等心理行为问题,而且能够有效缓解学生内心的焦虑情绪,在具体的实际运用过程中需要好好把握运用的基本要求,应当做好功课并注意时时保持良好的态度,结合其他心理疗法进行诊疗。"④

(3)沙盘游戏在中学教育中的应用。

沙盘游戏用于中学教育领域的探索主要有:中学生沙盘游戏心理健康活动课堂、中学地理沙盘游戏教学、中学历史沙盘游戏教学、中学政治沙盘游戏教学等。

"沙盘游戏的应用对思想政治教育有着重要的启示,其对思想政治教育载体创新、以人为本理念的深化、受教育者主观能动性的发挥以及思想政治教育工作者自身素质的提高产生重大影响。沙盘游戏试图启发教育者,努力营造保密、信任的空间,最大限度地发现受教育者的心理动态,从

---

① 范国平、高岚、李江雪:《"沙盘游戏"的理论分析及其在幼儿教育中的应用研究》,载《心理学探新》2003 年第 2 期,第 51～54 页。

② 伊丽娜:《沙盘游戏在幼儿教育与训练中的应用》,载《新校园(阅读版)》2015 年第 1 期,第 180～181 页。

③ 伊丽娜:《沙盘游戏在幼儿教育与训练中的应用》,载《新校园(阅读版)》2015 年第 1 期,第 180～181 页。

④ 齐玉珍:《小学开展沙盘游戏的初步探索》,载《课程教育研究》2018 年第 38 期,第 15～16 页。

而实施有效引导;它还启发思想政治教育要努力改善当前受教育者被动的教育状态,激发受教育者自我教育的积极性,充分发挥其主观能动性;同时教育者也要不断提高自身素质,以便促进教育效率的提升。"①

有初步研究表明:沙盘游戏可以对初中生的心理品质产生积极的影响。

"作为一项操作性较强的心理辅导工具,沙盘几乎已成为各类学校心理辅导室的标配。笔者曾参与了初中生沙盘游戏相关课题研究,结果显示,沙盘游戏对初中生情绪表达、团队合作能力的发展均有积极作用。"②

在中学,沙盘游戏还可以用于中学班级管理。

"通过运用沙盘游戏进行团队辅导工作,及时发现团体中的共性,加强成员间的精神交流,改善团队气氛,帮助组建优秀的团队,达到促进班级建设的作用。"③

(4)沙盘游戏在高等教育中的应用。

"目前许多高校也相继开设了沙游课程,一方面运用沙游技术进行心理干预;另一方面还以传授沙游知识和技术为课程目标。"④

在高校(含高等职业院校,下同),沙盘游戏被用于心理疏导和心理干预,在以下几个方面可以起到积极作用:

减少学生抗拒心理,增强引导和启发;宣泄情绪,疏通净化心灵;使心理状态有形化、可视化,心理问题得到疏导、转化和治愈;培养学生的创造力、想象力,促进"自性化"发展;调整认知结构和行为模式,以提高解决问

① 王斌:《沙盘游戏应用及其对思想政治教育的启示》,哈尔滨工程大学硕士学位论文,2008年。

② 张帆:《沙盘游戏对初中生积极心理品质的影响分析》,载《新课程研究》2019年第31期,第21~22页。

③ 金晓丽:《团体沙盘游戏在中学班级建设中的作用初探》,载《新课程(下)》2017年第11期,第94页。

④ 秦凤华:《沙游疗法在高校教学中创新应用的思索》,载《呼伦贝尔学院学报》2020年第6期,第120~124页。

题的能力。①

沙盘游戏用于高校的教育教学的探索主要有:沙盘游戏心理健康教育教学、沙盘创新思维教育教学、沙盘游戏职业生涯规划教育、沙盘游戏人生规划教育等。

"实践表明,沙盘游戏能够增强大学生的生涯规划意识。"②

很多高校有心理学或应用心理学专业,也开设沙盘游戏课程。作为专业课程,高校应该秉持开放和创新的态度发展沙盘游戏教学。

"除了讲授个体沙游、团体沙游等常规内容之外,应该在课堂教学中创造性地研发沙游新形式,使大学生在知晓沙游理论知识的同时,掌握沙游疗法实用技能,为将来开展沙游活动打下基础。"③

(5)沙盘游戏在特殊教育中的应用。

在特殊教育学校,一些特教老师将沙盘游戏作为特殊的教具,应用到智力障碍、语言障碍、交流障碍等特殊儿童的教育教学中,对特殊儿童的康复治疗和身心发展起到了一定的作用。

申荷永教授也认为沙盘游戏可以用于教育教学。

"实际上,沙盘游戏不仅仅被用作一种专业的心理治疗技术,而且也能够在心理教育层面发挥积极的作用。一种完整的心理分析体系,应该能够在心理治疗、心理教育和心性发展等不同层面发挥意义,而这三者的结合或整合,也能够为实际的临床治疗提供更加有效的途径。"④

一、沙盘游戏与幼儿教育

在幼儿教育领域,对沙盘游戏主要有以下几个方面的探索:作为教

---

① 陈路遥:《箱庭疗法在高校心理健康教育中的应用》,载《市场周刊》2018 年第 6 期,第 132～133 页。

② 薛曼曼:《沙盘游戏在大学生心理健康教育中的应用分析——以辽宁民族师范高等专科学校为例》,载《智库时代》2020 年第 12 期,第 133～134 页。

③ 秦凤华:《沙游疗法在高校教学中创新应用的思索》,载《呼伦贝尔学院学报》2020 年第 6 期,第 120～124 页。

④ 申荷永、陈侃、高岚:《沙盘游戏治疗的历史与理论》,载《心理发展与教育》2005 年第 2 期,第 124～128 页。

具,沙具可以用于辅助幼儿认知事物;沙盘作品的创作可以发展幼儿的想象力,激发幼儿的创造力;沙盘游戏还可用于训练幼儿的口头表达能力;整理沙具可以让幼儿养成良好习惯;幼儿沙盘游戏活动课还可以锻炼幼儿的交往能力和延迟满足能力等。

下面是在幼儿教育领域进行沙盘游戏探索常见的问题。

1. 地板游戏对现代儿童教育有什么启示?

英国小说家威尔斯的"地板游戏"符合儿童心理发展的自然规律,满足了孩子的天性,对现代儿童教育有诸多启示,现简要列举几点:

(1)游戏可以促进儿童的认知发展。

游戏可以提高儿童的专注力、想象力和创造力,满足儿童的安全感,是促进儿童认知发展的重要途径。在游戏中,儿童作为旁观者也可以促进"脱自我中心"。

(2)游戏可以提高儿童的心理健康水平。

儿童投入游戏之中,可以释放压力,宣泄不良情绪,因此游戏可以提高儿童的心理健康水平。

(3)游戏可以加速儿童的个体社会化进程。

游戏是儿童交往的最好园地,儿童游戏奠定了他们日后踏入社会与他人互动的基本模式,儿童通过游戏可以调整与他人、同伴、物件之间的合作关系。

通过在游戏中扮演各种角色,儿童可以学会从多个角度观察问题,从而提高解决问题的能力。

(4)游戏是儿童实现自我价值的最佳载体。

游戏是儿童的精神寄托,是儿童实现自我价值的最佳载体,也是儿童梦想起飞的地方。

(5)游戏为特殊儿童教育提供了新思路。

"地板游戏"探索出一种表达与沟通的方式。通过这种方式,可以让有表达障碍的特殊儿童自发地表达,打开了一扇通往自由世界的大门。这让从事特殊儿童教育的人看到了一线曙光。

（6）启发教育者纠正办学偏向。

现在有些幼儿园过于强调知识的学习,游戏内容大为减少,几乎办成了小学预科班。"地板游戏"的继承者——沙盘游戏的引入可以在一定程度上纠正这种偏向。

2. 做沙盘游戏有年龄限制吗?

沙盘游戏有最低年龄的限制,没有最高年龄的限制。

一般来说,3岁以上的幼儿,过了口欲期,不再吮吸手指,也不再往嘴里放东西,就可以参与沙盘游戏了;对于老人,无论年龄有多大,只要身体条件允许,就可以做沙盘游戏。

3. 幼儿沙盘有什么特点?

通常幼儿沙盘有以下特点:

（1）建立关系时间长短不一。

有的孩子信任关系建立较慢,需要以玩具为媒介、联合孩子的父母来建立信任关系。这种情况下,就不能心急而强求幼儿,沙盘的导入时间就比成人的要长。有些外向的儿童则类似"自来熟",进入沙盘室就开始制作,导入特别快。

（2）制作时间长短不一,画面变化频繁。

这一年龄阶段的幼儿注意力稳定性差,以不随意注意为主,注意的范围较小,这使得他们很难围绕一个主题来摆放沙具。有的儿童会随着兴趣和注意力的下降,很快结束沙盘制作,导致沙盘游戏时间很短。

澳大利亚学者皮尔森和威尔逊总结指出:"幼儿经常快速地完成作品创作,或者突然宣布结束。"

低龄幼儿随意性强,制作的沙盘具有很强的动态特点,他们会随时移动、推倒、埋藏玩具。4岁以下幼儿经常会"停不下来",如不加干预,可能导致画面变化频繁、制作时间很长。

（3）使用沙具种类较少,数量较多。

① 使用沙具种类较少。

由于社会经验较少,幼儿在沙盘制作中使用的沙具种类较少,最常见的种类有食物、动物、人物和交通工具等。

有些幼儿在动物旁边放食物;人物类沙具也是使用频率较高的,主要包括现实人物、科幻超人、英雄;植物类沙具,出现的频率也相对较高,主要表现为果实和一些点缀的花草。

② 使用沙具数量多。

幼儿的逻辑思维能力较差,不会总结概括,所以常将沙盘摆得很满,有时会垒放。随着幼儿心理的发展,使用的沙具数量会随之减少,种类日趋增多,摆放更加条理化。

(4) 主题较为单一,有时为生活经历的再现。

幼儿使用的沙具种类单一,男孩喜欢使用武器类和交通工具类沙具,女孩喜欢使用食物类和厨房用具类沙具。这也就意味着他们的沙盘主题较为单一:首先,女孩常涉及居家和喂养主题,男孩往往喜欢玩战争游戏;其次,他们的作品以描述经历过的生活为主题的较多;再次,他们喜欢描述动画片和童话故事,并加以创作,少数幼儿可以说出故事主题。

(5) 沙的使用较少,作品空间较为拥挤。

一开始做沙盘的时候,幼儿很少动沙,即使动沙,力度也不大,有时候会将沙子撒在沙盘之外。

幼儿制作的沙盘通常会占用整个沙盘空间。摆放沙具时,幼儿喜欢在各个方向摆放。低龄幼儿有时还会在沙盘之外进行"过家家"的游戏;有的幼儿会在第一个沙盘制作完成后,再重新制作一个。

(6) 依赖性强,边界意识弱。

很多时候,幼儿会把沙具放在沙盘边框上或者沙盘外面,这是边界意识模糊的表现。由于幼儿依赖性强,边界意识弱,他们往往不介意成人的入侵,喜欢和守护者频繁互动,一起制作沙盘。

4. 幼儿园开设沙盘游戏课程对幼儿有什么好处?

人在幼儿阶段的主要任务是发展出主动感、健康的好奇心和探索欲。幼儿通过游戏探索外部世界是这一时期的主要成长方式。沙盘游戏是幼儿游戏的理想方式,可以弥补亲子游戏不足造成的影响。在幼儿园开设沙盘游戏课程有着非同寻常的重要意义：

（1）沙盘游戏课程有利于幼儿智力开发。

沙盘游戏课程可以提升幼儿的专注力和观察力，促进幼儿认知能力的发展，训练幼儿的语言表达能力，发展想象力和创造思维。这些都是人类智力的重要组成部分。

（2）沙盘游戏课程有利于幼儿的社会化。

沙盘游戏课程可以培养幼儿的规则意识、沟通能力、协作能力、动手能力、生活技能和良好的生活习惯，从而促进幼儿的社会化。

（3）沙盘游戏课程有利于幼儿的情感发展。

缺乏游戏的儿童很难发展出正常的社会情感，沙盘游戏可以弥补社会生活中游戏不足的问题。幼儿可以通过沙盘游戏发展出正常和谐的社会情感。沙盘游戏还可以培养孩子的学习兴趣，让他们在游戏中完成学习。沙盘游戏的补偿机制可以让幼儿获得成就感，发展自信心。

（4）沙盘游戏课程有利于幼儿发展健全的人格。

人格的发展是持续一生的发展，早期教育对幼儿的影响意义深远，包括对人格的形成与发展的影响。

幼儿的天性就是喜欢游戏，游戏和生活是不可分割的，因此幼儿很容易接受沙盘游戏，能够很快进入。在沙盘游戏中，幼儿尽情地表达，发泄长期累积的不良情绪。沙盘游戏教师毫无保留地接纳幼儿，全心全意地守护幼儿，对其健全人格的形成有着重要的影响。

（5）沙盘游戏课程有利于幼儿的心理健康。

幼儿的语言表达能力在一定程度上受到限制，但是幼儿可以通过制作沙盘更充分地表达自己。表达障碍、入园焦虑、适应困难、注意力集中困难等是幼儿常见的心理问题，而这些问题大都可以通过沙盘游戏技术得到治疗。因此，开设沙盘游戏课程有利于解决幼儿的心理健康问题。与此同时，教师和家长也可以通过沙盘游戏了解幼儿的心理发展状况和个性特征，因材施教。

5. 幼儿园开设沙盘游戏课程对幼儿园有什么好处？

幼儿园的发展实力主要体现在两个方面：一是"硬"设施，二是"软"实力。幼儿园开设沙盘游戏课程,可以在这两个方面得到提升,从而提高幼儿园的竞争力。

（1）提升办学单位的硬件水平。

沙盘游戏设备不仅仅是一种心理咨询工具,它更是理想的教具和必不可少的教学设施。沙盘游戏课堂十分适合幼儿教学,建设沙盘教室将会成为幼儿园硬件建设的重要内容。

随着人们对沙盘游戏的逐步认可,越来越多的幼儿园开始配备沙盘设备和专用沙盘教室。有的地区把沙盘的配备列入了幼儿园达标验收的标准,写进了地方教育机构下发的文件之中。

（2）提升办学软实力。

一所幼儿园要获得社会认可,软件建设非常重要。幼儿园的软件建设主要包括办学理念、师资力量、办园特色等。幼儿园开设沙盘游戏课程,在提升办学软实力方面有以下几个方面的益处:

① 树立正确的办学理念。

幼儿园办学理念是一所幼儿园的灵魂。幼儿的最主要活动就是游戏,幼儿教学要以游戏为中心,让幼儿在游戏中学习;培养健全的人格是幼儿教育的中心任务,沙盘游戏课程被引进幼儿园后,可以成为幼儿人格塑造的特色课程。沙盘游戏课程可以促进儿童情商和智商的发展,开设沙盘游戏课程对幼儿园办学理念有积极影响。

② 增进亲子关系和家园合作。

幼儿园定期或不定期开设亲子沙盘课程,可以增进亲子关系;组织家长和教师的团体沙盘活动,可以促进家园合作。良好的家园合作,形成良好的口碑,有利于幼儿园的长远发展。

③ 培养优秀的师资。

幼儿园开设沙盘游戏课程,可以以此为契机加强对师资的培训,鼓励教师进行积极探索,把沙盘游戏和幼儿教育理论相结合,推动幼教事业的科学发展。幼儿园也可以组织幼儿教师做团体沙盘游戏活动,以缓解教师的压力,这有利于教师团队建设和教学管理。

④ 开设特色课程,形成办园特色。

开设沙盘游戏课程,可以缓解和消除部分幼儿胆小、多动、乱发脾气等心理症状,可以让孩子更开心、情绪更稳定;开设沙盘游戏课程,可以帮助老师和家长及时了解孩子的心理发展及心理健康状况,调整教育方式,以取得更好的育人效果;开设沙盘游戏课程,有利于丰富幼儿园的课程体系,形成办园特色,提升幼儿园的品牌竞争力和吸引力。

6. 幼儿园开设沙盘游戏课程适合安排哪些内容?

幼儿园可以根据幼儿发展的阶段性特点,以及沙盘游戏课程自身的特点,开设沙盘课,适合安排以下内容:

(1)认知教学。

幼儿的心理发展处于形象思维阶段,他们主要通过感官来感知和探索事物,幼儿教学主要在游戏中进行。

沙具种类繁多,为幼儿所喜爱;沙盘既有保护作用,又有边界,是幼儿理想的游戏天地。沙盘游戏课堂有利于发展幼儿的认知水平,给沙具分类、认识沙具的颜色、认识沙具的特点、认识沙具所代表的事物的功能等都可以成为沙盘游戏课堂的教学内容。

(2)记忆力训练。

幼儿的记忆以不随意记忆(即无意识记)和形象记忆为主,随意记忆(即有意识记)对幼儿来说并非易事。在沙盘游戏的帮助下,幼儿教师可以把有意识记的内容转化为无意识记进行教学,从而取得最佳记忆效果。正常情况下,人的记忆的广度是 7 ± 2 个组块,如果把一组记忆内容缩减到一个图像中,使用沙具来关联记忆内容,记忆的效率可以成倍提升。

(3)语言表达能力训练。

4～6岁的幼儿处于书面语言发展的关键期,在这一时期进行语言表达能力训练非常必要。幼儿的语言表达仍然受限,他们往往喜欢借助沙具表达自己的想法和愿望,一个沙具就可以让他们说出很多东西,而沙盘室往往有几千个沙具。

(4)注意力训练。

兴趣是最好的老师。幼儿对玩耍有着天然的兴趣,玩耍的时候往往能够集中注意力，并保持一段时间。通过给幼儿布置制作任务、提升沙盘制作的复杂程度等方式，可以对幼儿进行注意力训练。

（5）创作力训练。

儿童的想象力丰富，有艺术表达的天赋。沙盘具有无限的创造空间，开设沙盘创作力训练课程有利于幼儿的发展。

（6）协作能力训练。

团体沙盘的重要目标之一就是打造有凝聚力和战斗力的团队。儿童在进行沙盘游戏时虽然不能只靠他们自己形成有凝聚力的团体，但是沙盘游戏可以用来训练儿童的团体协作能力。常见的操作有：共同完成一个主题沙盘、小组沙盘制作比赛、一起做沙盘讲故事等。

（7）人际交往能力训练。

在幼儿沙盘教学中，可以通过多种方式锻炼儿童的交往能力，比如：组织儿童选沙具做自我介绍，以沙具找搭档等。在幼儿沙盘课程中，很多活动是以两人或者多人合作的方式进行的，这种活动方式有利于锻炼儿童的人际交往能力。

（8）学科教学。

教师可以利用沙盘游戏进行学科教学，这类课程称为学科沙盘课。学科沙盘课适用性很广，它可以渗透进很多学科，比如美术、语言、常识、体育、礼仪习惯等。尤其是人文学科，它们与沙盘游戏结合的潜力很大，幼儿教师可以在这方面做更多的探索。

（9）其他内容。

幼儿成长过程中需要多方面的训练，比如习惯养成训练、情商训练、规则培养、延迟满足、亲子沙盘等。

幼儿园也需要为家长和教师开设沙盘体验课。幼儿园为家长开设家庭教育沙盘课，可以提升家长的家教能力；为幼儿教师开设沙盘课程，可以帮助他们进行压力调整，可以促进幼儿教师心理成长，提高他们的育人水平。

7. 幼儿沙游和成人沙游有什么不同？

幼儿沙游与成人沙游往往有以下不同：

（1）导入时间和方式不同。

成人沙游的导入往往通过语言指令进行，所需时间差别不大；幼儿沙游的导入往往依赖对守护者的信任度和对沙具的兴趣，有时候需要父母的鼓励。因此，有的幼儿能够很快进入游戏，甚至直接进入；有的幼儿则需要很长时间才能进入游戏；有的幼儿在开始制作沙盘之后，会不时地暂停下来，与守护者频繁互动。

（2）制作与分享时间不同。

一般来说，幼儿制作沙盘往往用时较长，多在 40 分钟以上，有时到点了也不愿意结束；而有时候会很短，主要随着个体兴趣而变化。成人制作沙盘一般用时在 20 分钟以内，或者在规定时间内完成。

多数情况下，幼儿制作沙盘的过程要占用大量时间，他们往往边摆边分享；成人大多先摆完沙盘再分享，分享沙盘会占用大部分时间。

（3）使用沙具的种类和数量不同。

幼儿制作沙盘使用沙具种类少，但数量多；成人制作沙盘使用沙具种类多，但数量少。幼儿制作沙盘使用频率较高的沙具种类是动物类、人物类、交通工具类等，男孩往往喜欢使用战争类沙具表现对战场景，女孩则喜欢使用居家类沙具来表现生活场景。

（4）沙子的使用不同。

幼儿更愿意在沙盘中使用湿沙做游戏，成人极少使用湿沙。与成人相比，幼儿很少使用沙子来制作作品，而幼儿一旦使用沙子，则次数较多，甚至停不下来。幼儿使用沙子的随机性更强，成人使用沙子的目的性更强。

（5）空间结构不同。

幼儿对空间的使用缺乏规划，经常把沙盘摆得很满，其沙盘很少呈现出区域划分；成人的沙盘则很少出现沙具拥挤的情况，往往有明显的区域规划。

幼儿制作的沙盘结构性不强，沙具多散乱摆放；成人制作的沙盘通常结构性强，沙具与沙具之间有着紧密的联系，围绕主题建构，条理分明，秩序良好。

成人往往习惯从固定的位置开始摆放沙具;幼儿则喜欢从不同位置随机放置沙具,这是因为儿童尚未脱自我中心,无法从一个固定位置感受整个沙盘。

（6）主题差异大。

幼儿制作的沙盘多为动态沙盘,他们常常将制作沙盘作为一种游戏活动展开,边摆边玩边说边调整,尤其是低龄的幼儿往往玩一会儿就会被其他沙具吸引,最后无法形成一幅静态的画面,因此他们制作的沙盘往往没有明确的主题。

这主要是因为幼儿的注意稳定性差,以不随意注意为主,注意的范围狭窄,他们很难围绕一个主题摆放沙具,沙盘制作过程中往往出现用时过长、多变动的特点。这也反映了幼儿没有能力很好地控制自己的行为和生活场景,充分体现了他们以形象思维为主的特点。

成人制作的沙盘往往围绕一个主题展开,主题鲜明统一。成人制作的沙盘多为静态沙盘,沙具一个一个摆放,最后形成一幅静态的画面。

（7）边界意识不同。

大多数成人边界意识清晰,几乎不会在沙盘中与守护者互动。幼儿一般不介意他人入侵自己的沙盘空间,甚至会主动邀请守护者参与其中。幼儿常常把沙具放在沙盘边框上,有时候还会放在边界外;成人的沙盘则很少出现这些情况。

（8）真实性不同。

幼儿制作的沙盘多为生活场景再现,较为真实,一般不会出现面具沙盘;成人制作的沙盘无意识内容庞大,其防御机制也更强,他们的作品中更加容易出现面具沙盘。

（9）性质不同。

成人沙游多为治疗性沙游,也有发展性沙游;幼儿沙游则以发展性沙游为主,很少有治疗性沙游。

幼儿沙游在幼儿的情绪疏解、感统训练、专注力训练、智力开发、情商培养、快速记忆、促进幼儿人格发展等方面有很大作用。幼儿沙游更适合作为课程进行开发。

8. 幼儿可以做团体沙盘游戏吗？

要形成一个沙盘团体需要有组织的团体成员、共同的活动目标、共同的活动规则，还需要带领者组织持续的活动。

由于幼儿缺乏独立性，判断能力不足，注意力持续性差，行动目标性不强，经常不遵守活动规则，所以无论做多少次沙盘游戏，无论持续多久，都无法形成真正意义上的团体。

不仅仅是幼儿，包括小学二年级之前的学生，他们彼此之间缺乏信任，不能形成团体；但是他们和家长、老师以及超过 8 岁的儿童之间可以建立较深的连接，形成团体。

9. 一两个老师如何守护 30 多个幼儿做沙盘游戏？

受师资数量所限，在幼儿沙盘游戏课堂上，不大可能进行一对一的守护，但是老师完全可以利用各种积极因素，发挥创造力，守护好每一位幼儿。考虑到幼儿沙游的特殊性，开课之前要做好以下准备，尤其要考虑到安全问题：

（1）教学目标的制定。

首先要制定幼儿沙游课程的教学目标。幼儿沙游课的目标往往设定在探索世界、认知事物、培养规则意识、习惯养成和情感体验等方面。幼儿沙游课的开展要紧紧围绕上述目标进行。

（2）沙盘教室的设置。

沙盘要放置稳妥，保证支架的稳定性，预留好走动的空间。陈列架的位置不要集中在一处，最好分散在四周，这样可以减少拥挤感。沙具要经过挑选，不安全的、不适合幼儿使用的沙具要去掉。

（3）上课任务的分工。

幼儿的数量超过 8 人的时候，一定要有教学辅助人员，协助老师维持纪律和保障幼儿安全。如果条件允许，要把幼儿分组，每位助教老师负责不超过 8 个人。

（4）课堂规则的制定。

幼儿的特点就是活泼好动，规则意识较差。沙盘游戏课程正是培养幼儿遵守规则的好课程。提前制定好规则可以事半功倍。这些规则包括课堂纪律守则、惩戒规则以及活动规则等。这些规则要详细、明确、易于执行;按照规则行事,才可以让沙游课程有条不紊地推进。

（5）守护模式的创新。

沙盘游戏在幼儿教育中有广泛的应用,这些应用不是机械地套用,更不能照搬心理咨询和心理治疗模式,创新始终是沙盘游戏的灵魂。下面分享一个创新的案例。

淄博市某幼儿园的幼儿沙盘守护模式:

① 由 1～2 名老师维持课堂纪律,并教会幼儿沙盘制作方法。

② 完成制作之后,教师对沙游作品拍照并打印。

③ 幼儿把照片带回家,给家长讲述,家长倾听、回应。

④ 家长做好守护,可以抽时间与其他家长或教师交流守护情况。

⑤ 学期结束,教师将幼儿的沙游作品照片和讲述内容整理打印,制作成册,作为幼儿的成长档案送给家长。

这种守护模式既丰富了幼儿的想象力、锻炼了幼儿的创造力,又增强了幼儿的口头表达能力,同时也增进了亲子关系。如果幼儿园能够组织家长通过学习沙盘游戏常识和体验沙盘游戏制作,掌握守护的基本原则,那么效果会更好。

10. 儿童做沙盘游戏,为什么有时候会扬沙子?

喜欢玩沙是儿童的天性,儿童扬沙子通常有以下原因:

（1）感觉好玩,兴奋。

儿童的认知与成人有很大不同,成人会认为扬沙子是搞破坏或者是恶作剧;儿童往往会认为这很好玩,这是在做游戏,他们对扬沙子的后果缺乏客观的预判。

（2）缺乏规则意识,自我中心。

越小的儿童扬沙子的情况会越多。幼儿的规则意识还不健全,他们有可能认为,在沙盘室里也像在沙滩上一样,自己可以随意扬沙子玩。

（3）自我探索的方式。

有时候儿童扬沙子是一种特殊表达,如代表给植物浇水、代表下雨或下雪等。有时候幼儿会把沙子扬到自己头上,说下雨了,并反复体验,陶醉其中。这时候,扬沙子便是一种自我探索方式。

(4)释放多余能量。

一些儿童进食过多高热量食物,却没有充分运动,从而积攒了多余的能量。为了释放这些能量,儿童可能会出现成人认为的"多动"或者"攻击"行为。

(5)宣泄不良情绪。

有些儿童遇到挫折或不公平待遇之后,如果缺乏关爱,又不会或者不能及时将情绪表达出来,就可能会压抑自己的情绪。这时,儿童有可能把扬沙子作为宣泄不良情绪的渠道。

(6)寻求关注。

有些不能正确表达自己的儿童会使用一些别样的方式来寻求关注,比如故意大声喊叫、摔东西等。儿童做沙盘的时候故意扬沙子也可能是在寻求关注。

(7)病症反映。

极少数情况下,儿童扬沙子可能是多动行为,或者是其他心理问题的表现,是一种病症。

11. 做沙盘游戏的儿童如果扬沙子该怎么办?

针对儿童扬沙子的行为,根据不同的原因,可以有不同的应对方法:

(1)如果儿童只是感觉好玩,可以在排除对他人影响的情况下,让他带着这种感觉继续体验。

(2)如果是缺乏规则意识的低龄儿童,可以降低对其遵守规则的要求或者适当规范其行为,使其学会遵守规则。

(3)如果儿童处在探索中,尽量不要打扰这种探索行为。如果儿童在个体沙盘游戏中扬沙子,可以采取容纳和无我守护;如果儿童在团体沙盘游戏中扬沙子,则需要提醒规则,并帮助其进行觉察。

(4)如果儿童以此来释放多余能量,守护者在保证安全的前提下,尽量创造条件,让宣泄得以持续进行,并在宣泄之后,进行规则意识的培养。

(5)如果儿童是在宣泄不良情绪,只要没有较大的不良影响,一般不要打断,等待宣泄完毕再做处理,然后再深入讨论这个事情。如果沙子被撒到地上,可以要求扬沙子的儿童对自己的行为负责任:在适当的时候收拾场地。

(6)如果儿童以此寻求关注,则要积极关注,适当鼓励儿童发现自己的优点,并引导其学会使用正确的方式表达自己。

(7)如果发现这是一种病症,则需要求助专业人士,专门对孩子进行心理辅导和心理治疗。

如果在团体沙盘游戏中儿童出现扬沙子的行为,并且这种行为严重影响了活动的进行,带领者需要及时制止,必要的时候可以采取一定的惩戒措施。在儿童团体沙盘游戏中,也可以把不随意扬沙定为一条规则,一旦有人违反,带领者立即出面制止,并强调规则,同时根据事先的约定做出适当处罚。

二、沙盘游戏与小学教育

朱智贤先生在《儿童心理学》中指出"在小学,不是儿童要不要游戏的问题,而是如何适当地运用游戏活动来对儿童进行教育教学的问题"[1]。

小学生对沙盘游戏的热爱程度可能是所有学生中最高的。幼儿阶段的主要任务是游戏,刚刚经历幼儿阶段的小学生不但没有降低对玩的兴趣,反而因为学习的压力更加喜欢游戏了。

由于年龄的增长和能力的提升,小学生更会玩了。所以,毫不夸张地说,沙盘游戏就是小学生的乐园。

董琳琳认为,"新型儿童沙盘游戏中,以沙盘游戏硬件设施为物质载体,以教育心理学、儿童发展心理学、团体沙盘游戏技术为支撑,再加入建构主义理论、游戏心理理论、投射理论等重要心理学理论,构建出了沙盘游戏在儿童教育教学、教师教学、学校心理工作、家庭学校辅导等领域的

---

[1]　朱智贤:《儿童心理学》,人民教育出版社 2009 年版,第 250 页。

比较全面的应用体系"①。

笔者认为,沙盘游戏走进小学教育需要一个过程。目前沙盘游戏在小学教育中的应用正在逐渐增加,其主要研究方向有:沙盘游戏作文、沙盘游戏与创造力提升、沙盘游戏与注意力训练、沙盘游戏与自我觉察、沙盘游戏与情商训练以及沙盘游戏与团队建设等。

下面探讨一下沙盘游戏在小学教育教学应用过程中遇到的一些问题。

1. 小学生沙盘游戏有什么特点?

小学可以分为高年级和低年级,学生 9 岁左右,大约小学三年级是小学阶段的分水岭。9 岁之前,小学生的心理还没有完全摆脱幼儿期的心理特点,所以他们的沙盘作品有些时候和幼儿期相似,随意性较强。9 岁之后,随着身心发展的加速,小学生的沙盘作品和 9 岁之前会有很大差别。

总体来说,小学生沙盘游戏在以下几个方面具有明显的特点:

(1)沙游活动的导入。

小学生沙盘游戏导入的主要形式是言语引导。很多情况下,还没等守护者告诉学生如何做,他们就已经开始选取沙具了,并尝试着将沙具放到沙盘中,这时,守护者就可以介绍沙盘了。

(2)选取沙具的速度和制作的时间。

和幼儿相比,小学生选取沙具的时间变长了,表明他们的随机性减少了,目的性增强了,思考增加了;小学生的沙盘制作时间一般在 40 分钟左右,比成人使用的时间多。

一项关于小学生沙盘制作时间长度的研究表明:"最长的用了 94 分钟(完成一个作品),最短的用了 6 分钟,12 个人平均用时 42.6 分钟,比幼儿箱庭的 32.4 分钟要长。"②

小学生沙盘游戏一般需要设定时间,并提前 5 分钟提醒,因为如果不设置时间及提醒,有的学生花很长时间也制作不完。

---

① 董琳琳:《儿童沙盘游戏学与用》,中国石化出版社 2020 年版,前言第 3 页。
② 张日昇:《箱庭疗法》,人民教育出版社 2006 年版,第 299 页。

（3）选取沙具的类别。

小学男生通常会表现战争场面。他们大多喜欢选用枪、炮、坦克、装甲车等大量的军事题材沙具,也喜欢选用机器人、凶猛动物等有能量的沙具;有的男生还会摆放栅栏,标明边界,会破坏;有的男生喜欢摆放自己的太空梦,描述未来的世界。

大部分小学女生喜欢卡通人物、鲜花、萌宠动物等沙具,喜欢表现做饭、居家、旅游的场面。

从使用的沙具种类来看,小学生最喜欢的是动物类、建筑类、交通工具类和家居生活类沙具。建筑类沙具的使用日益增多,这有益于小学生脱自我中心。

（4）水、沙子的利用。

沙的世界拓展了小学生的想象空间,沙的使用体现了小学生的想象力和控制力。和幼儿相比,小学做沙盘更喜欢动用沙子,他们会利用沙子堆山、挖河,会将沙子放入柜子里,会将沙子撒在沙具上;有些小学生喜欢把沙盘底部的蓝色部分当作水面;有些小学生喜欢使用湿沙制作沙盘。这一切都说明了他们更加乐意去探索与尝试。

（5）空间布局。

大多数小学生制作的沙盘是被沙具占满的,但与幼儿制作的沙盘不同,这种空间布置不再是缺乏秩序的内心状态的投射,而是为他们所要表达的主题服务的,是其内心世界日益丰富的表现,他们希望把自己能想到的内容都在沙盘中表现出来。这种现象的出现与儿童的思维发展阶段有关。小学生处于形象思维向逻辑思维过渡的时期,尚不能很好地进行概括与总结,所以在沙盘中表达思想的时候往往需要很多沙具。

（6）结构与主题。

小学生的沙盘作品大都有明确的主题,主题的种类也比较丰富,常见的主题有生活场景类、科幻作品类、动物世界类、战争场面类和其他类。

小学生开始关注事物之间的联系,他们通过将各部分联系在一起来构造各种场景。这种沙盘创作需要不断调整和思考,能够促进小学生思维能力的发展。小学生初步具备一定的审美能力,他们开始重视沙盘作品的整体性与和谐感,其沙盘作品的观赏性和审美性有较大的提升。

（7）制作与交流过程。

小学生喜欢不停地变化游戏的内容和方式,他们经常不停地更换沙具,以表达游戏的内容。女生更在意过程,男生则更注重结果。

小学生喜欢不受限制地自由表达,言语动作都很丰富。他们与守护者互动已不再仅仅是为了演绎游戏和沙盘故事,大多是为了询问沙盘制作的规则,寻求帮助和认可。

2．什么是沙游作文？

沙盘游戏作文简称"沙游作文",是指教师带领学生进行沙盘作品制作,对制作过程进行体验、表达和讨论,并记录、整理和创作,最终完成一篇作文的过程。沙游作文是以提高学生的语言表现力和写作能力为目标的一门课程,兼具心理疏导和促进学生心理发展的功能。

3．和小学课堂作文相比,沙游作文有什么优势？

与传统的小学课堂作文相比,沙游作文有以下几点优势：

（1）有利于培养学生对作文的兴趣。

兴趣是最好的老师。沙游作文把写作变得生动有趣,改变了有些学生一写作文就抓耳挠腮、连连摇头的局面。沙游作文让更多的学生喜欢上了作文课。

（2）有利于提高学生对事物的感受能力。

在沙游作文过程中,老师通过让学生动手制作沙盘、感受创作的乐趣、观察生动的画面来激发学生的兴趣。这个过程有利于提升学生对事物的感受能力。沙游作文可以激发学生的写作欲望,并让作品富有情感、表达自然流畅。

（3）有利于提升学生的表达能力。

小学生处于形象思维向逻辑思维过渡的时期,他们的表达仍然需要具体形象的支持。沙盘游戏让学生的内心世界变得更加丰富。沙游作文打开了学生的思路,学生下笔抒发真情实感,更容易提升表达能力。

（4）有利于提升学生的心理健康水平。

一些小学生由于课业负担过重、亲子关系不良等原因,往往会积累一些负面情绪,形成过重的压力,有时甚至会导致攻击、多动、焦虑、抑郁以及人际交往困难等心理问题。沙游作文课让学生在写好作文的同时还释放了压力,有效缓解或者解决了一些心理问题。

（5）有利于培养学生健全的人格。

沙游作文可以使用团体沙盘的方式,也可以使用个体沙盘的方式进行教学活动,在活动中可以培养学生的人际交往和沟通能力,促进学生脱自我中心,增强学生的自信心,提升学生的自我觉察能力,从而培养学生健全的人格。

4. 在学校,如何开展小学生沙游作文活动?

在小学开展沙游作文活动,可以从以下几点做起,更容易收到较为理想的效果:

（1）争取领导重视。

争取学校领导的支持是开展小学生沙游作文活动的有力保障,领导支持了,才有可能做好这一工作。

（2）建设沙盘教室。

建设沙盘教室需要更大的空间以及更多的沙盘、沙具和陈列架。一般来说,50～80平方米的场地即可,沙盘可以按照每4名学生1个标准沙盘或者每名学生1个小沙盘①来配置,沙具可以按照总数2 000～4 000个来配置,陈列架可以按照4～8组来配置。

（3）列入校本课程。

将沙游作文列入校本课程不仅能够保证开展这一活动的合法性,还能提升沙游作文在教育教学中的地位。

（4）做好教学计划。

选定开课年级、班级,根据教学大纲的要求,做好一学期或者一学年的教学计划。有计划持续地开展沙游作文课程是这个项目能够取得良好

---

① 小沙盘可以按照38厘米×50厘米×7厘米的标准来配置。

效果的保证。

（5）做好集体备课。

沙游作文是创新课程，要做好这个项目，需要调动学校全体语文老师的积极性，进行集体备课，创造出更多的沙盘游戏玩法，探索出更加科学的教学模式。创新是沙游作文的永恒动力。

（6）组建学生社团。

调动学生的积极性是沙游作文的优势，而社团活动可以更好地发挥这一优势，因此，有必要组建学生社团，定期开展活动。

（7）定期总结汇报。

好酒也怕巷子深。做出的成绩要积极向学校领导、教师和学生家长汇报，以争取更多的支持，尤其在家长和教师对这一活动缺乏了解的情况下，这项工作就显得更加重要。

（8）申请科研课题。

开展教学研究是提高教育教学水平的有效方式，也是促进教师成长的重要途径。沙游作文教师要积极申请科研课题立项，深入研究，争取获得更加丰富的成果，并把这些成果推广转化。

5. 什么是意象沙游作文？

意象沙游作文就是通过意象沙游获取作文素材，结合作文教学特点而组织的综合性教学实践活动。

6. 意象沙游作文与沙游作文有何异同？

教师或家长带领学生制作沙盘以获取写作材料和灵感，并在此基础上进行写作练习，这种活动叫作沙游作文。

意象沙游作文不仅可以通过带领学生制作沙盘来获取写作材料和灵感，还可以通过意象对话的形式达成这些目标。

意象沙游作文形式上更加灵活，对于场地和设施的要求更低一些；如果使用意象对话的形式来达成目标，则对环境的安静程度要求要高一些。这些也是二者的不同点。

7. 沙盘游戏如何帮助小学生脱自我中心?

自我中心是瑞士心理学家皮亚杰提出的概念,是指儿童在发展过程中以自我为中心的心理状态和行为倾向。皮亚杰认为,年幼儿童不能把自己和客观事物区别开来,往往把自己的属性投射到外物上,认为它们是有生命和意愿的;儿童也不能把自己的感受和别人的感受区别开来。

不能准确区分主体和客体是自我中心的特点。

著名的"三山实验"证实了儿童具有自我中心的特点,而实验所使用的设备正是类似沙盘的东西。

个体沙盘游戏中,儿童可以从各个角度观察沙盘,守护者可以邀请儿童讨论从不同侧面看到的不同内容,并表达自己的感受,也可以让儿童从某一沙具的视角出发观察能够看到的内容,这就是沙盘游戏的抽离功能,也是儿童脱自我中心的练习。儿童在沙盘游戏过程中学习到从他人的角度理解问题,从而加速脱自我中心。

在团体沙盘游戏过程中,儿童听别人分享,理解到原来每个人对同一件事物的看法是不一样的,从而慢慢学会跟别人合作,促进脱自我中心。团体沙盘游戏中的互动可以有效促进儿童脱自我中心。

小学生处于脱自我中心的关键阶段,在这个阶段多做沙盘游戏,可以让他们逐渐认识到自我和外物的区别、自我和他人的区别,在人际交往中逐渐注意到他人的感受和意愿,从而完善自己的人格。

8. 什么是智商? 如何使用沙盘游戏提高学生的智商?[①]

智力商数(Intelligence Quotient),简称智商(IQ),是衡量一个人智力高低的数字化标尺,它可以用来表示个体的智力发展水平。智力是指人认识、理解客观事物并运用知识、经验等解决问题的能力,包括记忆、观察、想象、思考、判断等能力。

学习是一种个性化行动,有效的学习活动不能单纯依赖模仿与记忆;动手实践、自主探究、合作交流是学生学习的重要方式。因此,在情智沙

---

① 本题答案由柳卫娟提供。

游课堂教学中,教师应不断创设有利于张扬学生个性的"场所",让学生在宽松、愉悦的氛围中发挥学习潜能,自主学习,成为课堂学习的主人。

所谓"玩中学",顾名思义,就是让儿童在玩的过程中进行学习。"玩中学"是提高智商的重要途径,沙盘游戏为"玩中学"提供了理想的载体。这种教育方法引导儿童将玩和学结合起来,通过玩来激发他们求知的欲望,获得知识,提高动手能力、协作能力、观察能力、想象能力等,使他们在玩的过程中自由、快乐地学习和探索。教师还可以通过摆一摆、看一看、摸一摸、想一想、说一说等方法,调动学生多种感官参与学习,真正体现了在玩中学、在学中玩的教学理念,使学生在掌握知识的同时,培养了观察能力、操作能力、思维能力和创新能力等。

沙盘游戏课堂的各个环节(如情景导入环节、观察环节、讲述环节)都能够以玩的形式灵活地展现,为儿童提供玩的机会。在这个过程中,儿童与儿童之间通过小组讨论、角色扮演等形式,模仿、借鉴同伴比自己优秀的地方,从而提升口语交际、书面表达等方面的能力。儿童在倾听同伴讲述沙盘的过程中,也能学习模仿同伴用到的好词好句。儿童在体验游戏的过程中,轻松、自然地提高了语言表达能力。

因此,在沙盘游戏过程中,儿童可以逐步提高智力发展水平。

9. 常做沙盘游戏是否可以提高学生的情商?

情绪商数(Emotional Quotient),简称情商(EQ),主要是指人在情绪、意志、耐受挫折等方面的品质。从某种程度上可以这样理解,提高情商是把自己的情绪中不能控制的部分变为可以控制的部分,从而增强理解及表达自己的能力。

丹尼尔·戈尔曼被誉为"情商之父",他认为情商包括"了解自我""自我管理""自我激励""识别他人的情绪"和"处理人际关系,调控自己与他人的情绪反应的技巧"五个方面。

在以上五个方面,人与人之间的情商并无明显的先天差别,更多与后天的培养息息相关,沙盘游戏正是培养情商的适宜方式。

通过沙盘游戏,学生可以自我觉察,自我激励,提高自我管理能力;在团体沙盘游戏中还可以锻炼识别他人情绪和处理人际关系的能力，并学会调控自己与他人情绪反应的技巧。

无论是个体沙盘游戏还是团体沙盘游戏，都非常适合用于提高情商的训练，常做沙盘游戏可以提高情商。

10. 小学生可以做团体沙盘游戏吗？为什么？

小学生是否可以做团体沙盘游戏要视情况而定：

（1）小学三年级（含）以上的学生，可以做团体沙盘游戏。

（2）如果成员中有小学三年级（含）以上的学生，可以做团体沙盘游戏。

（3）如果全体成员均是小学三年级以下学生，则不适合做团体沙盘游戏。

具体原因如下：

（1）小学三年级以下的学生尚不能脱自我中心，他们会各自为政，无法形成真正的团体。

（2）如果团体中至少有一个小学三年级（含）以上的学生或者至少有一个心理年龄达到小学三年级（含）以上水平的学生，这个（些）学生则可以成为团体凝聚力的中心，从而形成团体。

11. 给小学生上沙盘游戏体验课，如何维持班级秩序？

给小学生上沙盘游戏体验课，要维护好活动秩序，可以从以下几点做起，以加强管理：

（1）目标管理。

清晰的活动目标是维持活动秩序的重要基础，全体学生认可同一个目标，朝向同一个目标努力，就容易维持活动秩序。

（2）规则管理。

要达成同一个目标，可以有不同的路径，但如果没有规则来管理，学生们就有可能在十字路口撞车。因此，清晰详细的活动规则是维持良好活动秩序的基础。在执行规则的过程中，惩戒是必不可少的，违反者要及时接受惩戒,包括罚时出局①。

(3) 权威管理。

小学生,尤其是低年级的小学生还是比较服从权威的,沙盘游戏课老师可以适当巩固自己的权威地位,也可以邀请班主任或其他有权威的老师来协助管理。

(4) 自我管理。

小学生具备部分自我管理能力,可以通过分组,选举组长、纪律委员等加强学生的自我管理能力。在这个过程中,教师要充分授权,并及时监督,保证权力不被滥用。

12. 小学生沙游作文的重点是教写作文吗?

同一件事情对不同人来说,由于看到的侧重点不同、知识储备不同以及判断方法不同,得出的判断结果也不同,因此,关于小学生沙游作文的重点,人们的看法也不尽相同。

对于一些家长来说,让孩子参加沙游作文的学习,首要目标就是提高孩子的作文水平,从而提高孩子的总体学习成绩。

有些小学生喜欢沙游作文,主要是因为喜欢玩,他们最感兴趣的是玩,作文只是间接兴趣。家长对此不必担心,只要耐心引导,假以时日,间接兴趣可以转化为直接兴趣。

对于沙游作文课老师来说,要理解小学生仍然具备爱玩的天性,首先要满足他们的天性。只有感兴趣了,他们锻炼表达能力和写作能力的积极性才能得以提高,因此,课程之初,沙游作文课老师要把重心放在带领学生玩上。随着兴趣的增加,重心可以逐步转移,最终学生会真心爱上这门课程。

从根本上来讲,文章是作者内心世界的反映,其质量受到作者文字表达能力的影响,但更多地取决于作者的人格魅力。要学会写文章,就要先完善自己的人格结构,学会做人。小学生的人格结构还在发展之中,学做

---

① 即在限定的一段时间内,禁止被惩罚者一起玩游戏。

人是第一位的,因此,沙游作文的重点是在学会做人的基础上,学习掌握写作的基本技能和技巧。

三、沙盘游戏与中学教育

由于逻辑思维能力的提升,与小学生的沙盘作品相比,中学生的沙盘作品往往布局更加规则,沙具密度显著降低。

中学生的发展目标主要是实现自我同一性,也就是说,要初步思考人生的三个问题:

"我是谁?"

"我想成为谁?"

"我将怎样成为理想的自己?"

经过不断探索,中学生要能够正确认识自我,树立人生目标,并知道如何达成自己的人生目标。

沙盘游戏在探索这些问题上有较大的优势。

沙盘作品创作的过程就是对自我的探索过程,是无意识意识化的过程,也是自我在无意识和意识层面进行沟通和整合的过程;沙盘游戏自身的设置有利于沙游者抽离出来,从而更好地认识自我;沙盘游戏的某些创新操作可以帮助沙游者寻找自己的人生目标。

此外,沙盘游戏在中学生的心理健康教育、品德教育、学科教学、团队建设、班集体打造等方面的应用有着广阔的发展前景。

这里列举一些常见的在沙盘游戏中与中学生教育相关的问题,做一些粗浅的探索。

1. 沙盘游戏对中小学心理健康教育[①]有什么帮助?

中小学心理健康教育主要包括心理健康活动课程和心理疏导、心理咨询活动,沙盘游戏在这两个方面都可以发挥积极作用。

（1）深受欢迎的心理健康活动课。

---

① 沙盘游戏对于小学生和中学生的心理健康教育有着相似的意义,在此合并为一个题目。

沙盘游戏课程作为典型的心理健康教育活动课,深受中小学生欢迎,它可以成为心理健康教育教学的重要方式。

(2)适合中小学生的心理疏导和心理咨询活动。

中小学心理健康教育包括心理疏导和心理咨询方面的内容。沙盘游戏作为心理疏导和心理咨询的重要工具,具有阻抗低、可操作性强的特点,特别适合中小学生使用。

沙盘游戏注重实操,对教师的心理学理论水平要求不是很高,中小学教师可以在短期内基本掌握该技术。

2. 中学生沙盘活动课有什么特点?

中学生心理发展主要面临以下几个方面的问题,即:认知发展、情绪管理、压力管理、沟通技能、人际关系管理等。这些都是中学生沙盘活动课的重点内容。

在中学生沙盘活动课的设计与实施过程中,心理教师要秉持发展性与治疗性兼顾的原则。

(1)发展性优先。

中学生的沙盘活动课属于心理健康活动课程,在课程的设计与实施过程中要秉持发展性优先的原则。心理教师要把学生看成正常的、发展中的人,并结合这一阶段学生的年龄特点以及身心发展需求来设计实施课程。从心理健康教育教学目标来说,同一性发展是青少年阶段心理发展的主要内容,中学生的沙盘活动课要以同一性发展作为重要的课程目标。

(2)兼顾治疗性①。

中学生处于青春期,在身心发展过程中会遇到各种矛盾,造成身心发展的不平衡。在这种状态下他们容易出现各种心理问题,在沙盘体验课中这些问题往往会呈现甚至爆发出来。

因此,在实施中学生的沙盘活动课的过程中,一定要充分估计可能出

---

① 这里的治疗性不是指医学治疗属性,而是指心理咨询和心理辅导的疗愈效果。

现的各种问题，并提前做好心理咨询和心理辅导预案。这种课程不能仅仅由一名心理老师完成，至少还需要一名助教。一旦课程中有学生出现需要老师马上处理而又不适合或者不能当场处理的问题，就需要助教协助处理或陪伴离场。

3. 中学生的个体沙盘有什么特点？

中学生的沙盘从制作时间、沙具的使用、沙和水的使用、空间分布、自体意象、作品主题以及表达分享等方面看，表现出如下特点：

（1）制作时间。

初中生选取沙具比小学生快，初中生制作作品使用的时间一般较短，多数学生可以在 20 分钟左右完成沙盘的制作。高中生选取沙具的时候思考要多一些，所以比初中生略慢，但是和小学生比起来，还是更快一些。

（2）沙具的使用。

和小学生相比，初中生使用更少的沙具制作沙盘，这表明他们的自我控制能力提高了；和初中生相比，高中生使用更少的沙具制作沙盘，却表现出更高的表达水平，这表明他们的逻辑思维能力进一步提高。高中生制作的沙盘中很少会出现父母，这表明他们对自己行为的控制能力进一步提高，正在走向自主控制。

笔者在心理咨询实践中发现：初中生选取的沙具大多为人物、动物、植物、武器、家居类、交通工具类等，他们尤其喜欢代表能量的传说人物、神话人物或鬼神科幻人物；高中生使用的沙具数量不多，但是涉及的种类较多，范围更广，表达的内容更加丰富。

（3）沙和水的使用。

“绝大部分初中生在制作沙盘作品时都不太移动沙，虽然作品中有很多‘水’‘山’等需要利用沙子才能更直观表现的内容，他们也仍然很少利用水和沙来表现”①。

和初中生相比，高中生喜欢利用沙子进行创作，移动沙子的次数也

----

① 　参考张日昇：《箱庭疗法》，人民教育出版社 2006 年版，第 315 页。

更多。

（4）空间分布。

在初中生的作品中，往往会出现忙而不乱的街道、整齐有序的家庭布局、排队等候投喂的动物等，这些说明了初中生内心秩序感的确立，这与成人的作品基本相同①。

高中生对沙盘的空间利用呈现出了更多的规划性，有时候会十分注重审美性，他们更喜欢从不同的角度去审视沙盘的布局。

（5）自体意象。

许多初中生的沙盘作品中没有出现自体意象，他们也较少用动物、植物等物品代替自己的形象。如果问他们"你在哪儿?"他们经常会愣住，然后说"不知道""这里没有我""我在外边看"等。这说明他们还没有意识到自我在内心世界中的位置，常常把自己当成旁观者。

许多中学生解释作品主人公时，经常把自体意象解释为陌生人、朋友或者偶像等。这表明他们与人交流的时候尚存戒备之心，与守护者之间尚未建立完全的信任关系；这也表明他们"尚处于自我同一性确立的反复过程中"②。

（6）作品主题。

初中女生的沙盘主题多为季节、家庭、学校、游乐、食物等，她们往往喜欢摆放代表友情、爱情、亲情等感情类主题的沙具。初中男生的沙盘经常涉及历史场景和竞技、打斗、魔幻等攻击性主题，这与他们的兴趣爱好相关。男生更喜欢展现自己的个性，往往会制作出不同于他人的主题或是玄幻的主题。

高中生的沙盘主题范围更加宽泛，相对于初中生来说更加接地气，涉及学习生活、人际关系、人生理想、友情爱情、社会问题等。

（7）表达分享。

与小学生相比，初中生更容易产生阻抗，表达的时候比较谨慎，不轻

---

① 参考张日昇：《箱庭疗法》，人民教育出版社 2006 年版，第 318 页。
② 参考张日昇：《箱庭疗法》，人民教育出版社 2006 年版，第 319 页。

易敞开心扉;相对于初中生来说,高中生的表达则更加开放一些。有些初中生喜欢晒图炫耀,高中生更注重与好友讨论分享。

4. 中学生的自体意象有什么特点?

中学时期是自我意识的迅速发展期,也被称为自我意识的"第二次飞跃期"。这一时期沙游者的自我意识投射到沙盘当中,沙盘中往往会出现自体意象,其特点如下:

(1) 自体意象的呈现方式。

自体意象可能有多种呈现方式,主要有以下几种:

① 零沙具。

有时候沙游者的自体意象并没有呈现在沙盘中,但这并不代表沙盘中没有自体意象,而是自体意象被隐藏起来了。初中生的初始沙盘经常出现这种隐藏。

隐藏的原因主要有两种:

一种是沙游者本人对自我的认识也不是很清晰,自体意象被隐藏了。一部分初中生的沙盘作品中没出现自己的形象,可能是因为他们还没有意识到自我的位置,没有感受到自己对于他人和这个世界的意义。

中学生的自我同一性的确立是在心理发展过程中逐步达成的,不是一蹴而就的。随着沙盘游戏的深入,在守护者的陪伴下,沙游者的自我意识会比同龄人发展得更快。

另一种情况是沙游者产生了阻抗,不愿意把自体意象呈现出来。遇到这种情况,守护者不必急于让沙游者打开自己,而是要做好守护,全力建设守护关系。

② 单个沙具。

一些初中生会使用动物、植物等物品代表自己的形象;大多数高中生的沙盘作品中都能出现一个沙具或抽象图形用来代表自己的形象。

多数情况下,中学生会认为沙盘中的某一个沙具是自体意象,但这并不意味着所有时候都是这个样子。有些中学生会说:"大部分时间我是这样的,有时候不是。"如果出现这种情况,这个沙具可能是沙游者主人格的投射。

③ 多个沙具。

中学生尚处于自我同一性确立的反复过程中,沙盘中往往会出现多个自体意象。比如,一些女生特别喜欢摆放白雪公主和七个小矮人,有人会挨个描述每个小矮人的性格特点,有人会说出自己最喜欢哪一个,有人还会说他们有时候吵架。

多个自体意象的出现可能是沙游者子人格的投射,这些子人格之间经常呈现出各种矛盾,这些矛盾往往能够反映青春期的心理特征。守护者要鼓励沙游者深入探索并积极面对这些矛盾,这样可以促进他们的心理发展。

(2) 自体意象的认同。

中学生的沙盘中出现的所有人物或者动物都可能是他们的自体意象,或者说是他们的子人格。但是他们对这些自体意象的认识有所不同,常见的有以下情况:

① 否认。

"这里面没有我。"

"这个不是我!"

② 模糊。

"我不知道。"

"我不能确定。"

"这个可能是我吧?但也可能不是。"

自我同一性的确立是一个逐渐达成的过程,初中生自我同一性的确立过程还会因外界评价而出现反复,这种反复可能表现为自体意象的模糊;高中生的沙盘中,这种反复有所减少,这说明他们的自我同一性在逐步确立。

③ 肯定。

"这个就是我。"

"我就是这个样子。"

"这几个都是我,不同时期的我。"

"这几个都是我,不同状态的我。"

初中生对沙盘作品中的自体意象的态度,通常出现从否认到肯定、从零自体意象到多自体意象的变化。这在一定程度上反映了他们自我意识的发展进程;高中生自体意象的稳定性有所提高。

一些中学生在解释沙盘作品中的意象的时候,可以感受到是在诠释自己的形象,但他们仍然不愿意承认①,这可能是防御,也可能是自我意识发展受到困扰的表现。

(3)自体意象的稳定性。

随着沙盘游戏进程的深入,一些中学生的自体意象会呈现出从无到有、从一个到多个,再从多个到一个的变化趋势。自体意象也可能会呈现出从物到人、从模糊到清晰、从弱小到强大的变化。

总体的趋势是中学生一开始认为沙盘中没有自体意象,即使有也往往缺少自我认同,探索中会产生自我认同,然后否定,继续探索,再次认同之后再次否定……

在这种不断认识和探索中,中学生的"理想的我"逐步接近"现实的我",使自我意识达到积极的统一,逐渐确立了清晰稳定的自我意识。高中生自我意识的稳定性往往高于初中生自我意识的稳定性。

(4)自我认知的客观性。

中学生对自体意象的认知成熟度不高,往往会脱离客观现实。他们还经常高估自己的成熟度,过度自负、自恋;他们有时候会认为自己一无是处,极度贬低自己,导致过度自卑。他们会挑选与众不同的沙具来代表自己,认为自己与他人存在"大不同",形成心中"独特的自我"。

初中生自我同一性的确立是在心理发展过程中逐步达成的。随着沙盘游戏的深入,在守护者的陪伴和引领下,有些学生会比同龄人更早确立自我同一性,对自己和世界的认知也会更加客观。

5. 如何促进中学生在沙盘游戏中发现过去不曾发现的自己?

这是一个无意识意识化的过程,沙盘游戏课程教师可以通过以下方

---

① 参考张日昇:《箱庭疗法》,人民教育出版社 2006 年版,第 315、319 页。

式促进中学生发现过去不曾发现的自己。

（1）创造自由、安全、受保护的空间。

教师要给学生一个自由、安全、受保护的空间，让学生充分放松，减少防御。在放松的前提下，无意识里的内容更容易呈现出来。

（2）引领学生寻找自体意象，观察并长时间面对。

在沙盘的制作过程中，以及与学生的交流过程中，教师可以提醒学生仔细观察、用心体验，深入感受每一个沙具，特别是沙盘中呈现的人物、动物、植物或其他象征着生命体的意象，促使他们发现沙盘活动中呈现的，自己认为不是自己或认为与自己不相干的人物、动物、植物的性格特点，它们表现的是不同时期不同环境中自己性格特点的一部分。

（3）鼓励学生表达，让他们在表达中发现自己。

教师要鼓励学生分享自己的观察结果和感受，让学生更多地表达对自体意象的认识；引导中学生对沙具的特点进行充分表达，在表达的过程中自我觉察，促使他们抽离出来看自己，以发现"现实的我"和"理想的我"之间的差距。

（4）适当点拨与发问。

在沙游过程中或者在沙游课堂上，教师通过时时观察、倾听学生讲述等方式，深入理解学生及其作品，通过点拨、提问的方式，引导学生深入探索自己的内在世界，不断加深对自我的了解和认知，从而促进学生发现过去不曾发现的自己，完成潜能的开发和人格的完善。

（5）鼓励学生坚持沙游活动，反复体验沙盘内容。

教师通过长期举办沙游体验活动，可以引导中学生在沙游活动中自我觉察，鼓励学生使用不同的感官体验自体意象，引领学生从不同的角度观察沙游作品。教师要鼓励学生反复观察一些特殊沙具，如容易引起自己情绪反应的沙具、反复拿进拿出的沙具、反复移动位置的沙具、第一个和最后一个沙具拿取等，鼓励学生多讲讲这些特殊沙具的故事。

6. 在团体意象沙游中，中学生发生矛盾要打起来怎么办？

团体意象沙游过程中发生矛盾是常见的事情。

在中学生团体意象沙游中，学生是沙游者，教师是带领者。遇到矛盾激化，带领者要清楚自己的五种身份，并协调各种身份之间的关系，逐一落实每一种身份应该做好的工作。

（1）组织者。

如果团体意象沙游活动进程受到干扰，无法进行下去，活动的效果自然无从保障，沙游者的利益也会受到侵害。

沙游者之间矛盾激化的时候，带领者的首要身份就是活动的组织者。维持活动秩序是带领者的义务。中学生身心发展不成熟，容易冲动，不能完全靠规则和自觉来维持秩序，所以带领者必须扮演好组织者的角色，必要时可以依据团体规则和班级纪律，使用警告、罚时出局等方式阻止冲突上升到肢体层面。

带领者的五种身份之中，组织者的身份始终处于优先地位，没有组织就无法顺利完成团体沙游活动。

（2）观察者。

带领者同时也是观察者，要时刻观察沙游者的动态，洞察他们的互动模式。呈现出矛盾是团体沙游的目标之一，作为带领者不要等矛盾激化再处理，要在肢体冲突发生之前履行组织者的责任。观察者的重要任务之一就是提供预警信息，以避免肢体冲突情况的发生。

万一学生打起来，带领者要及时采取措施，主要身份由观察者立刻回归组织者，制止学生的不理性行为，维持好秩序。如果情况严重，可以寻求学生班主任及其他老师和学校保安等力量的帮助。

（3）记录者。

一般情况下，团体意象沙游活动中，带领者始终是个记录者，主要记录沙游过程以及这个过程中某些需要讨论的细节。如果观察者预见到肢体冲突即将发生，记录者的身份将被暂停，带领者的主要精力应转入组织管理、维持秩序等方面。

（4）促进者。

带领者一旦发现中学生沙游者要打起来，就应及时终止沙盘制作活动，稳定秩序，安抚学生情绪，并组织讨论。

这时候带领者要作为促进者来促进矛盾的解决,促进者可以尝试完成以下任务:

① 组织沙游者有序发言。

② 组织冲突双方表达自己的感受,释放情绪,适当宣泄。

③ 组织多个第三方发言,陈述第三方看到的冲突双方,并表达观点,鼓励第三方向冲突双方提问。

④ 组织冲突双方回应第三方的问题,再次表达自己的感受,直至实现抽离。

……

促进者的任务是通过组织团体成员互动,促进成员分享积极的感受,促进问题的暴露,促进问题的解决。在这个过程中,带领者一定要做到自始至终持守中立,不站队、不评价、不判断、不分析。

(5) 见证者。

在解决冲突的过程中,带领者不发表自己的观点,让有情绪的沙游者通过其他沙游者的发言实现抽离,通过其他成员的守护实现小组成员的自我疗愈,进而实现情绪的自我管理。

带领者要擅长利用规则,遵循依靠团体的力量在小组内解决问题的原则带领团体,时时刻刻保持抽离,防止被卷入,做一名沙游团体成员自我成长的见证者。

7. 使用意象沙游给中学生做职业生涯规划,有哪些优势?

使用意象沙游给中学生做职业生涯规划,有着以下四点优势:

(1) 寓教于乐,可以灵活设置主题。

意象沙游寓教于乐,是中学生喜欢的心理活动课程,在人生规划这方面,引入主题即可进行探索。

通过设置主题的方式进行职业生涯规划启蒙非常适合中学生,比如以下主题:"别人眼中的我""理想的我""十年后我一周的生活""二十年后的我""我的象牙塔""我的未来不是梦""我的世界我做主"等。

(2) 四维时空,适合展现职业生涯规划。

意象沙游是四维沙盘①,可以展示不同时空发生的事情,可以帮助沙游者回看过去、展望未来,特别适合呈现职业生涯规划的内容。

意象沙游课程中"我的人生地图"就是一个非常适合中学生探索职业生涯的活动方式。

（3）深入无意识,更加贴近真实。

使用意象沙游技术做职业生涯规划,可以调动情感参与其中,发挥无意识意识化的作用,使职业生涯规划的内容更加贴近沙游者的内心。使用意象沙游技术澄清价值观,对于中学生的职业生涯规划有十分积极的意义,这方面已经有一些较为成熟的设计方案。使用这些方案,不仅可以帮助中学生找到人生方向,还可以帮助他们宣泄压抑的情感,解决遇到的心理问题,一举两得。

（4）人格分解,帮助中学生看到职业选择的多种可能。

使用意象沙游可以做人格的分解,通过对中学生人格的拆分、寻找其主人格并分析与各个子人格之间的关系,可以发现该中学生适合哪些职业。这种测试是一种非标准的职业倾向测试,不方便量化,有一定的局限性,但这种测试更加深入无意识,贴近被试者的感受。

意象沙游人格分解技术可以帮助中学生发现自己的爱好与特长,有针对性地选择未来的职业。以此为基础可以设计一系列的意象沙游活动,比如"天生我材必有用"②"我的梦想岛"③等,以此进行中学生职业生涯规划启蒙活动。

8. 如何使用意象沙游的"我的人生地图"给中学生做生涯规划?

"我的人生地图"(也称"人生地图")是意象沙游独创的操作模式。它采用多窗口的形式,通过展示不同时空里发生的内容,把沙盘游戏变成了表现四维空间的游戏。这种突破了时空限制的沙盘,可以称为"四维

---

① 即在三维空间的探索以外,还可以加上时间的维度;通常使用不同的沙盘分区代表时间维度。

② 通过模拟建造一座大桥时选择不同角色的方式,测试参与者的职业倾向性。

③ 也称为"职业规划岛"。

沙盘"。

以"人生地图"为代表的四维沙盘,在再现过去的历史、表现当下的内容和塑造未来的图景方面独具优势。人生由过去、现在和未来构成,"人生地图"的形式正好符合生涯规划的要求。虽然过去不能重新进行规划,但过往的经历铸就了现在的自己,现在的自己又成为未来的自己的根基,所以人生规划也要考虑过去和现在的人生。

中学时代是自我同一性确立的重要时期,通过生涯规划让中学生形成更好的自我同一性非常重要,"人生地图"可以成为中学生生涯规划的重要工具。使用"人生地图"给中学生做生涯规划,应遵循以下几点原则:

(1)目标明确。

生涯规划,亦称人生规划。人生规划可以包括学习生涯规划、职业生涯规划、家庭生涯规划、事业生涯规划等内容。意象沙游的"人生地图"对以上内容均可以做模拟规划。中学生的人生规划以职业生涯规划为主,所以这里的生涯规划主要是指职业生涯规划。

职业生涯规划的基本流程是自我定位、职业定位、职业发展规划、人生定位和自我成长。中学生身心发展尚未成熟,兴趣的稳定性较差,可塑性仍然较强,但其人格日益趋于稳定,职业能力倾向已经显现,高中的选课和高考志愿填报都需要职业生涯规划提供参考与帮助。

使用意象沙游的"人生地图"做职业生涯规划,需要目标明确:每次制作沙盘最好紧扣目标,设置一个主题。

(2)规则灵活。

意象沙游"人生地图"提供了四维的游戏空间,游戏规则服从于目标的变化而变化。意象沙游咨询师可以根据不同的沙盘游戏目标,设置不同的主题,针对不同的主题,制定不同的游戏规则。

(3)促进觉知。

促进无意识意识化是意象沙游"人生地图"操作的一条基本原则。在"人生地图"的制作中,要给沙游者提供一个自由、安全、受保护的空间;如果有必要,可以适当催眠放松,尽量促进沙游者在无意识层面表达自己,促进沙游者自我觉察。

(4)全局观念。

意象沙游的一个重要作用就是帮助沙游者抽离出来,从更高的视角看问题。人生规划也是这样,它需要从整个人生的角度去规划,全局观念至关重要。

(5)辅以测量。

意象沙游呈现出的内容,虽然可以作为心理分析和心理测量的依据,但它不是标准化的测量,没有标准化的测试问卷,也没有常模。为中学生做职业生涯规划,各种量表也不可或缺。所以利用"人生地图"做生涯规划,需要辅以标准化、信度高、效度高的测量。

(6)科学跟踪。

中学生的生涯规划问题不是一个量表能解决的,也不是做一次甚至几次沙盘游戏就能解决的,要依据科学理论和规范的方法,反复探索,长期跟踪,这样才能取得更加理想的效果。

四、沙盘游戏与高等教育

随着时代的发展,大学生活正在变得越来越不轻松了。

人际关系紧张、学业压力增加、人生目标困惑、就业的压力越来越大以及价值观的冲突等,往往使得一部分大学生生活在紧张和焦虑之中,甚至个别学生罹患神经症和精神疾病,如强迫症、焦虑症和抑郁症等。每年都有一些大学生因为心理问题未得到及时解决而走上极端道路的新闻见诸媒体。

随着沙盘游戏在我国的普及,越来越多的高校建立了沙盘游戏室。沙盘游戏正在逐步成为高校心理健康教育不可或缺的一部分。有些高校开设了沙盘游戏活动课程,以帮助大学生放松身心、确立人生目标以及澄清价值观等。

在高校,沙盘游戏是一种非常受欢迎的心理辅导方式,一些高校的心理教师和辅导员使用沙盘游戏与大学生交流,进行心理辅导和心理咨询活动。

下边就意象沙游在大学生群体中的应用做一些简单的探讨。

1. 大学生的沙盘有什么特点？①

大学生的年龄一般在 18～23 岁，生理与心理日臻成熟，自我同一性得以完善，世界观、人生观、价值观体系日趋稳定。他们大多对生活充满热情，富有理想，崇尚个性，开拓进取，求新求异。

大学生做沙盘用时比中学生短，大多有更加明确的取舍，主题反映的往往是大学生的思考与困惑；大学生沙盘从沙具的使用、沙和水的使用、空间的利用、自体意象的表现、作品主题以及交流分享等方面表现出如下特点：

（1）沙具的使用。

大学生选择使用沙具的时候目标比较明确，所以使用的沙具数量较少，但这并不影响他们呈现清晰的主题。某些大学生在陌生环境中选取沙具的时候表现得小心翼翼。多数大学生喜欢使用人物、动物和植物等有生命象征意义的沙具，这表明他们更加注重对生命意义的探索。他们尤其热衷于人物类沙具的选用，表现出对人生、人际关系和社会日渐成熟的思考。

（2）沙和水的使用。

通常来说，使用沙和水是创造性利用沙盘的表现。

大学生在使用沙子进行创作方面还有些拘谨，较少利用沙子做山做水，个别大学生在初次制作时不敢利用沙子进行创作。

使用沙子堆山，使用水来做河流、湖泊、大海，在沙子上规划道路……这些活动可能和沙游者考虑自己的目标、调整自我相关。在这个过程中，他们可能会遭遇挫折与困惑。在沙盘制作过程中，他们常说"这边是山""那边是海""前面是一条路"，这些都可能是无意识层面和意识层面调整的表现。

（3）空间的利用。

大学生在制作沙盘的时候，大多能够从整体上规划和利用空间。他

---

① 本题目部分观点参考了张日昇老师所著《箱庭疗法》。

们注重沙具和山水的布局,整体画面布局密度适中,有规律可循。大多数低年级大学生制作的沙盘左边部分和中间部分较为丰满,这表现了他们在关注当下生活的同时,仍然怀念过去的生活。一些高年级大学生制作的沙盘右边部分开始丰满起来,表明他们更多地关注未来的工作和家庭生活;还有一些高年级大学生制作的沙盘的右边部分空间仍然较少得到有效利用,这也可能代表他们对未来缺乏清晰的规划或者信心不足。

（4）自体意象的表现。

多数大学生对自我有较为明确的认识,能够安排一个人物形象代表自己,或者用动物、抽象图形等代替自己的形象。他们大多能够客观评价自己,能够在新的环境中给自己重新定位。问及自体意象时,大学生常常会说自己站在作品表现的场景之外,从旁观者的角度来审视着一切,或者说目前没有办法确定自己的位置或状态等。这更是一种抽离看世界、看自己的表现。少部分大学生对自我认识不明确、不客观,或自我意识停留在中学时代。

（5）作品主题。

大部分大学生的沙盘作品表现的是外部世界,大多涉及校园生活,主题较为鲜明,多呈现以下趋势:

① 竞争主题明显增多;

② 职业发展相关主题增多;

③ 家园建设相关主题增多;

④ 社会相关主题增多;

⑤ 关于哲学、宗教、人生意义的主题增多。

大学生的沙盘中,冲突的场面也有所增多,但较少出现战争等强对抗性主题,这与大学生的身心发展规律是一致的。

（6）交流分享。

大学生普遍个性较强,防御心理比较重。他们非常渴望与人交流,希望自己身边有一位知心朋友倾听自己诉说,一起追忆往昔、畅谈现在、展望未来。许多大学生认为很难找到符合自己标准的人,因此,作品中常虚位以待,宁缺毋滥,常以动物或其他非人物的形象代替朋友等交流对象。

在意象沙游过程中,大学生的心理防御程度会降低,一般会向守护者逐渐开放自己,主动分享自己的故事。

2. 开展大学生团体意象沙游活动有什么意义?

大学生处于青年期,根据埃里克森的理论,发展亲密感是这一时期的主要任务。随着年龄的增长,他们即将脱离父母的控制,独立走向社会,同龄人对其影响日渐增大。这一时期,大学生加入成长性意象沙游团体对其有着重要意义。意象沙游团体的特性奠定了它对大学生成长的重要意义,具体来讲有以下几点:

(1)开放性。

意象沙游团体以开放性的原则组织沙游者参与团体活动,带领者以开放性的态度对待每一位沙游者,促进沙游者逐渐开放自己。这有利于沙游者主动表达自己的情感,并宣泄压抑的情绪。

(2)保密性。

意象沙游团体有保密设置,全体成员承诺对活动的内容和成员的隐私予以保密。正是这种设置增加了全体沙游者的安全感和归属感。大学生刚刚成年,刚刚离开原生家庭独立生活,需要有一定的归属感,意象沙游团体满足了他们的这一要求。

(3)安全性。

任何人在生活中都会遇到这样那样的心理问题和困惑,大学生也不例外。遇到心理问题的时候,很多人不愿意暴露自己的隐私。意象沙游团体提供了一条更加安全的解决途径。

意象沙游团体中,沙游者的故事和感受可以通过语言表达出来,也可以不依赖语言,通过沙游活动,在无意识层面进行调整也是沙游者成长的重要方式。也就是说,团体沙游提供了一个不一定要分享个人秘密就有可能获得疗愈的机会。这种安全的氛围可以促进大学生自我意识的发展,促进无意识意识化,有助于形成健全的人格结构。

(4)互动性。

大学生非常关注他人对自己的评价,会通过同龄人对自己的认同感来认识自己。团体沙游可以很好地帮助他们认识到自我价值、自我的社会角色,从而确立自我认同感。

这一时期也是恋爱、发展亲密感的时期。团体活动有利于大学生建立和谐的人际关系,有利于树立正确的爱情观。

在团体意象沙游活动中,大学生可以学会从别人的角度看问题,有利于增强大学生的责任意识、规则意识与合作意识。团体意象沙游有利于提高大学生的人际沟通和交往能力,促进形成良好的人际关系,助力大学生融入集体生活,从而更好地适应社会。开展团体意象沙游活动还可以提升团队的凝聚力,帮助建立团结向上的班集体。

(5) 创造性。

团体意象沙游具有创造性的特点,它可以凝聚团队的战斗力,发展大学生的创造力。

团体意象沙游创造性地利用沙游活动帮助大学生进行职业生涯规划的探索,帮助他们澄清价值观,找到适合自己的职业,形成清晰的职业生涯规划。

团体意象沙游本身就是一种团体心理辅导的形式,这种辅导形式非常符合大学生的特点,易于接受,辅导效果较为理想。团体带领者的中立态度也给了沙游者更多的成长机会。

3. 意象沙游的哪些操作模式适合大学生心理健康教育?

从沙游规模方面来讲,无论是个体意象沙游还是团体意象沙游都适合大学生心理健康教育,学校可以根据自己的场地、沙盘和沙具的数量以及师资情况来安排心理辅导和心理健康教育课程。

从操作模式方面来讲,意象沙游有三种操作模式:堆雪人式操作模式、标准沙盘式操作模式和华山论剑式操作模式。学校可以根据教育目标、学生特点、学校设施和师资情况,灵活采用以上三种操作模式。如果条件允许,标准沙盘式操作模式是最适合大学生心理健康教育教学使用的;如果条件不允许,华山论剑式操作模式也是可以采用的,因为大学生的想象力、逻辑思维能力都已经趋于成熟,乃至达到高峰;当然,如果以上两种模式都不适合,堆雪人式操作模式的沙游课程和心理辅导也是可以考虑选用的。

4. 使用"人生地图"做心理咨询可以反复做吗?

意象沙游中,"人生地图"可以用来做心理咨询。

其操作方式为:让沙游者把自己的人生划分为若干阶段,同时也把沙盘划分为同样数量的区域;针对自己人生的每一个阶段都做一个小沙盘,所有阶段加起来形成一个大沙盘;然后沙游者讲述,守护者倾听、回应沙游者;如果有必要,守护者对沙游者呈现的问题和状态做出相应的技术处理。

守护者使用这种操作方式做心理咨询,可以迅速找到结点沙具,并通过鼓励沙游者面对等技术,处理沙游者的创伤,进而解决心理问题。

由于创伤一般不适宜反复去触碰,从这个意义上讲,"人生地图"不适宜在短时间内反复使用。如果需要在短期内反复使用,守护者要对之前沙游的效果和当前沙游者的状态、承受能力做出评估,然后再做决定是否反复使用这个技术。

5. 使用"人生地图"做人生规划可以反复做吗?

使用"人生地图"给沙游者做人生规划(包含职业规划),沙游者在这个过程中能够深入自己的无意识去探索,做出的规划较为贴近沙游者的真实想法。但第一次使用这种方式做人生规划,得到的往往是初步的感受,其结果还需要进一步的研究和确认。

做一次"人生地图",呈现出的也仅仅是沙游者庞大的无意识内容之中的极小部分;多次做"人生地图",呈现出的无意识内容会逐渐丰富;沙游者反复做"人生地图"可以增进对自我的认知,对人生的规划也会越来越清晰,越来越具体。

不管是自我认知,还是自我评价,都可能存在阶段性的转变;大学阶段的人生理想和目标也不是一成不变的。通过无意识意识化构建的自我意识的内容也需要时间去检验,因此,反复做"人生地图",是非常必要的。建议大学生每隔一段时间就重新体验一次,最好连续做半年甚至一年,如果得出相同或者相似的规划内容,就基本可以确认自己的人生目标了。

从完善人格结构这一角度来说,反复做"人生地图",可以帮助沙游者发现自己不同的侧面,促进子人格的整合。

反复做"人生地图",反复观察不同作品的异同,反复从抽离的角度看自己的人生,沙游者能够看到以前不曾看到的问题,看到问题背后的资源,看到自己的过去、现在和未来……

由此可见,大学生通过做"人生地图"规划人生,可以反复做,反复看,反复思考……次数越多越好。

6. 如果没有足够的沙具、沙盘,如何在高校开展意象沙游活动?

大学生心理需求较高,需要做大量的心理辅导工作。

多数高校活动场所充足、设施齐全,也适合做团体心理辅导等活动。但是有些高校的沙盘室较小、设施不足,不能适应大规模的团体沙游活动。无论条件如何不足,意象沙游都可以充分利用现有资源,正常开展活动。具体应对方式如下:

(1)场所不足。

在场所不足的情况下,可以把普通教室变为沙盘室。可以充分利用桌椅、窗台等设施摆放沙具。

(2)沙具不足。

如果遇到沙具不足的情况,可以用以下方式解决:

第一,可以通过绘画制作、手工制作等方式,增加沙具的数量;

第二,"沙具本天成,万物皆为象",可以借用学生的小礼品、身边的小物件等作为沙具;

第三,可以在沙盘中做标记,想象在标记处有想要的沙具,分享的时候进行描述……

(3)沙盘不足。

在沙盘不足的情况下,可以让学生使用 A3 或者 A4 纸(可以涂为蓝色)、茶盘或者果盘(可以在上面铺上沙子)等作为沙盘使用,或者直接将桌椅作为沙盘使用。使用非标准沙盘、少量沙具和身边物品来做意象沙游,这种操作模式称为"堆雪人模式"。

(4)沙盘、沙具均不足。

当沙盘和沙具均不足的时候,可以采取华山论剑模式进行操作。

使用很少的沙具或者不使用沙具,主要使用语言或者肢体语言,遵循意象沙游的工作原理进行的沙游操作模式称为"华山论剑模式"。这里的"使用很少的沙具"指的是守护者和沙游者不必刻意寻找沙具,身边找到的任何物品都可以充当沙具。

大学生想象力丰富,逻辑思维成熟,"华山论剑模式"操作符合大学生的特点,高校心理教师和咨询师可以放心使用。

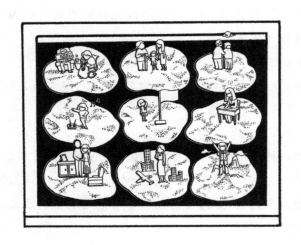

第二章 沙盘游戏与家庭教育

我讲课的时候,经常有家长问我这类问题:

"我可以在家做沙盘游戏吗?"

"沙盘游戏可以改善我和孩子的关系吗?"

"沙盘游戏可以帮助孩子提高学习成绩吗?"

"如果我学会了沙盘游戏技术,孩子做了沙盘,我就能够知道孩子怎样想的了吗?"

"参加了学习班,我就能分析到孩子的想法,也就知道了如何对付孩子,是吗?"

听到这些话,我既欢喜,又诧异。

让我欢喜的是沙盘游戏正在逐步走向家庭,它可以渗透到家庭教育中去发挥更大的作用;让我诧异的是,不少人对沙盘游戏有很深的误解。

首先,沙盘游戏不是"发现-解决问题模式"。

其次,有些家长不懂得发展心理学:孩子是用来守护的,不是用来分析的,更不是用来"对付"的。有些家长之所以使用这个词,可能是因为亲子关系出现了问题。

沙盘游戏在家庭教育中的应用主要集中在以下几个方面:

一、沙盘游戏可以改善亲子关系

家中放置一套沙盘,家长有了更多参与游戏、和孩子互动的机会。亲子之间的感情可以通过游戏互动来加深。意象沙游的守护理念迁移到家庭教育中,可以改善亲子关系。家长认同并践行守护理念,对解决青春期孩子逆反有很大帮助。

二、沙盘游戏可以开发儿童智力

儿童智力开发不仅仅是学校的任务,更是家庭的责任。儿童的智力开发可以通过游戏来实现。儿童的学习主要在游戏中进行,沙盘游戏可以提升儿童的想象力和创造力,提高儿童的专注力,帮助儿童提高记忆力。这些都是智力构成的重要元素,因此,家庭沙盘游戏有助于儿童智力的开发。

三、沙盘游戏可以促进儿童情感和谐发展

玛格丽特·洛温菲尔德认为,"如果儿童没有充分的游戏机会,那么就不会有正常和谐的情感发展"。

游戏是促进儿童情感发展的重要途径,现代社会中儿童的游戏机会严重不足,家庭沙盘游戏可以适当弥补这一不足。

下面针对沙盘游戏与家庭教育相关的问题进行初步探讨。

1. 父母可以做孩子的沙盘游戏咨询师吗?

身份决定行为,位置正确才能行为一致。

父母和孩子的基本关系是亲子关系。

父母对孩子有养育的责任和义务,也有责任教育孩子,引领孩子选择人生道路,并在这个过程中给予陪伴和支持,如果没有特殊情况发生,亲子关系将持续终生。

咨询师与来访者是基于共同完成心理咨询任务而形成的工作关系,这种关系随着咨询任务的完成而结束。

二者有着本质的不同,所以家长不可以做孩子的咨询师。

违反此规定,会形成双重关系。双重关系的存在,会让咨询走向失败,并对亲子关系造成不良影响。

2. 父母可以做孩子的沙盘游戏守护者吗? 教师可以做学生的沙盘游戏守护者吗?

父母守护孩子,天经地义;教师守护学生,情理之中。

意象沙游作为教育教学和娱乐放松的技术,无论是教师还是家长都可以学习,并用它来守护自己的学生与孩子,这是没有任何问题的。

需要注意的是,父母守护孩子,要从亲子关系的角度处理问题,不要以咨询师的身份探寻或者分析孩子的心理问题;教师守护学生,要从师生伦理的角度来处理问题,不要以咨询师的身份探寻或者分析学生的心理问题。

无论是父母还是教师,做一个合格的守护者都要摒弃功利主义思想,摒弃怀疑主义思想,相信自己的孩子或学生,相信他们是积极向上的,相信他们无须干预也可以自我成长。

3. 沙盘游戏可以提升孩子的智力吗?

智力是指人认识、理解客观事物并运用知识、经验等解决问题的能力。它是由记忆力、观察力、想象力、创造力、人际沟通交流能力、语言表达能力、操作能力、思维能力等基本成分构成的,其中,思维能力是智力的核心。通过沙盘游戏,可以锻炼孩子的各项能力,从而提升孩子的智力。

(1) 记忆力、观察力。

沙盘游戏可以把形象思维和逻辑思维联系起来,可以把记忆内容图像化,化成意象来记忆。使用意象沙游技术协助记忆可以使得记忆模块变大,模块数量变少,这十分有利于提高记忆效率。意象可以调动出积极的情感,有助于增强记忆的质量。

实践证明,沙盘游戏可以用于记忆力训练,效果良好。

在做个体沙盘游戏的过程中,儿童投入精力去观察每个沙具;在做团体沙盘游戏的过程中,儿童不仅会观察沙具,而且会努力观察同伴的反应,这对提高儿童的观察力很有帮助。

(2) 想象力、创造力。

沙盘游戏本身就是一种"积极的想象"。这种积极的想象是创造力的源泉。经常做沙盘游戏有利于发展儿童的想象力和创造力。

(3) 人际沟通交流能力。

孩子投入个体沙盘游戏,往往会与守护者积极沟通和交流。沙具本身就是一种沟通交流的媒介,孩子运用媒介进行人际沟通,可以克服语言表达能力不足的障碍。

团体沙盘游戏中,彼此的互动成为重要内容,孩子可以在互动中学会和他人沟通。

(4)语言表达能力。

表达是人际沟通和心理疗愈的重要方式,语言表达能力是智力的重要组成部分。沙盘游戏本身就是无声语言表达和有声语言表达的完美结合,孩子经常做沙盘游戏可以提升语言表达能力和写作能力。

(5)操作能力。

沙盘游戏本身就是一种动手操作的活动,经常做沙盘游戏有利于增强孩子的动手操作能力。

(6)思维能力。

沙盘游戏可以在意识层面和无意识层面进行整合,意识层面的整合就是思维的一部分。沙盘游戏还有助于沙游者以抽离的视角看待问题,有助于沙游者自我觉察,这些都会锻炼思维能力,所以做沙盘游戏有利于提高孩子的思维能力。

4. 沙盘游戏可以提升孩子的情商吗?

该问题的答案可以参见本书"常做沙盘游戏是否可以提高学生的情商?"

5. 孩子做沙盘游戏一定要有人陪伴吗?

孩子做沙盘游戏是否需要陪伴,要根据不同的情况来确定:

(1)不同年龄。

为了安全起见,一般6岁以下的孩子需要成人时时刻刻的陪伴,6～8岁的孩子可以短时间内独立游戏,9～12岁的孩子可以长时间独立游戏。

(2)不同目标。

以心理辅导为目标的沙盘游戏,一般需要守护者陪伴;以娱乐放松为目标的沙盘游戏,守护者可以陪伴也可以不陪伴。

(3)不同设置。

设置为学习成长类的沙盘游戏一般是需要陪伴的,如沙游作文、沙游团体等;设置为探索类的沙盘游戏可以有陪伴,也可以让孩子独自完成。

6. 沙盘游戏如何用于改善亲子关系?

游戏是孩子成长不可或缺的活动,是孩子生活的一部分。父母如何与孩子一起游戏,是让许多家长感到困惑的问题。

沙盘游戏可以为亲子互动提供新的参考和借鉴。意象沙游把沙盘游戏的应用延伸到亲子关系中,让"沙盘"成为亲子沟通和互动的新舞台。

沙盘游戏用于亲子关系的调整要遵守一定的原则,并使用恰当的方法:

(1)沙盘游戏用于改善亲子关系的原则。

沙盘游戏用于改善亲子关系时,家长要准确定位自己,坚持自己的父母身份,一定不要把自己放在咨询师的位置上,否则会形成双重关系,导致失去孩子的信任。家长与孩子的关系是守护关系,家长要坚持守护四原则,即:容纳、信任、专注、无我。

(2)沙盘游戏用于改善亲子关系的方法。

在准确定位自己并坚持守护原则的前提下,沙盘游戏用于改善亲子关系时非常灵活,以下几种方式仅供参考:

① 国王的游戏。

父母给孩子提供游戏的环境和机会,孩子一个人玩,孩子是沙盘游戏世界的国王。在这个过程中,父母没有直接参与进来,他们给孩子创建了一个安全、自由、受保护的空间,这本身就是增进亲子关系的好方法,尤其对于青春期的孩子,效果更好。

② 安全岛。

在这种沙盘游戏中,沙盘可以比作一个小岛,孩子就是岛主。在这个岛屿上,他拥有绝对的自由,想做什么就做什么;父母则是守卫岛屿的力量。孩子做沙盘游戏,父母在一旁陪伴,是增进亲子关系的有效途径,但父母一定要明白,自己仅仅是安保和陪护人员,而不是活动的参与者。

③ 双人舞。

这种游戏不是团体沙盘游戏,因为没有带领者,也没有预先设定的规则。在一个沙盘里父母和孩子各自独立去制作沙盘,这种玩法就像跳双人舞,要慢慢磨合,亲子关系也需要双方磨合。这种玩法充分体现了人格平等,体现了父母对孩子的尊重,双人舞是亲子沙盘游戏的重要方式。

④ 同船渡。

同船渡即多人一起参与游戏,犹如大家在同一条船上驶向彼岸。这种游戏需要选出组织者、制定游戏方法,并约定对违规者的处罚规则。同船渡的操作方式可以集中所有家庭成员的智慧,创造出更多的玩法。这种游戏方式不拘一格,只要能够实现游戏目标,不需要受经典沙游玩法的限制。

尤其是做了组织者之后,孩子会获得更多从抽离的视角看关系的机会,对于增进亲子关系有更大的帮助。

7. 在儿童沙盘游戏中,咨询师也要遵守保密原则吗?

教育学范畴,一般把7~12岁这个阶段的未成年个体称作儿童,这个阶段,他们一般都在上小学;在社会意义上,一般把6~14周岁的未成年个体称作儿童。

无论从哪个范畴来看,在做沙盘游戏的过程中,我们都要尊重儿童的发展权和隐私权。凡是泄露出来可能不利于儿童发展的内容或者可能侵犯儿童隐私权的内容,守护者都必须予以保密。

在心理咨询范畴,儿童沙盘游戏要遵守保密原则的规定。需要注意的是,由于儿童的认知能力和处理问题的能力有限,无法独立承担全部的民事责任,超出儿童处理能力的问题以及受侵害儿童权利的问题不在保密范围之内,必要时需要告知其监护人和儿童权利保护部门。

在娱乐放松范畴,儿童沙盘游戏无须强调保密原则,可以让监护人了解更多关于孩子的信息,守护者不得对儿童沙盘作品进行野蛮分析,不得做损害当事人亲子关系的事情。

8. 父母经常做沙盘游戏有助于家庭教育吗?

父母的言传身教在家庭教育中起着重要作用。

（1）言传。

沙盘游戏是无声的语言，父母经常做沙盘游戏有利于彼此沟通，协调家庭教育问题，也有利于与孩子的沟通。经常做沙盘游戏有助于增强沟通能力，提升父母的言传能力。

（2）身教。

父母是孩子的第一任老师，以身作则是最好的教育方式。父母经常做沙盘游戏，可以获得更多的自我觉察，更好地做好身教。经常做沙盘游戏有助于增强自身修养，提升父母的身教能力。

此外，父母经常做沙盘游戏，宣泄不良情绪，维护自身的身心健康，保持积极的心理状态，也会对孩子有积极的影响，有利于发展良好的亲子关系。

因此，父母经常做沙盘游戏，有助于家庭教育工作。

9. 家庭团体沙盘游戏需要带领者吗？

任何团体沙盘游戏都需要带领者，带领者具有组织者、观察者、记录者、促进者和见证者的身份，是团体沙盘游戏中必不可少的角色。治疗性家庭团体沙盘游戏需要专业的带领者；发展性家庭团体沙盘游戏也需要有一定经验或专长的带领者。

10. 如何装备家庭沙盘？

家庭沙盘一般不需要太高的配置，装备家庭沙盘，可以从以下几点做起：

（1）根据房间功能选择场所。

家庭沙盘一般布置在平时比较安静的房间。如果有空余房间，可以专门设立一个家庭沙盘室；如果没有专门房间，首选书房；如果没有书房，可以将沙盘布置在客厅一角；卧室是私密空间，除非万不得已，一般不要占用。

（2）根据空间配置沙盘和陈列架。

如果空间较大，可以多放置几组陈列架，也可以设置两个沙盘：一个干沙盘、一个湿沙盘；如果空间较小，可以只设置一个沙盘和一组陈列架，甚至可以利用书橱空间摆放沙具。

（3）根据预算确定资金投入。

家庭沙盘的投入，可以一次几百元，以后慢慢补充；也可以一次几千元、上万元，乃至更多。预算少，购置沙具可以档次低一点、数量少一些；反之，购置沙具可以档次高一些、数量多一些。资金投入数量的多少可以根据个人需求和财力灵活掌握。

（4）家庭小饰物和儿童玩具可以充当沙具。

万物皆为象，沙具本天成。任何东西都可能成为沙具，尤其是一些小巧的东西。很多家庭存有不少精美的小饰物和儿童玩具，它们都可以成为沙具。

11. 做家庭团体沙盘游戏，带领者有哪些需要注意的地方？

做家庭团体沙盘游戏时，带领者要注意以下几点：

（1）要确定家庭团体沙盘游戏的目标。

一个家庭为什么要做团体沙盘游戏，要通过团体沙盘游戏解决什么问题或者实现什么目标是带领者首先需要考虑的问题。

（2）要提前制定团体沙盘游戏活动方案。

确定家庭团体沙盘游戏的目标之后，带领者要设计家庭团体沙盘游戏活动方案，活动方案的制定要紧扣团体沙盘游戏的目标。简单地说，活动方案就是玩什么游戏的问题。带领者要设计整体活动方案，可以创新，也可以参考已经设计好的活动，比如"拆墙""人生四季"等。

（3）要制定合适的团体沙盘游戏活动规则。

玩什么的问题确定下来之后，就要解决怎么玩的问题，也就是要制定团体沙盘游戏的活动规则。团体沙盘游戏活动规则是团体沙盘游戏的具体玩法，是要求每一位沙游者都要遵守的具体规定。团体沙盘游戏活动规则也要根据家庭团体沙盘游戏的目标灵活制定，不要生搬硬套。

（4）注意照顾团体中各方的不同需求。

家庭团体沙盘游戏往往会聚焦于子女教育问题，孩子的学习可能成为焦点问题，父母的期待和孩子的压力可能形成冲突。

带领者要照顾孩子的内在需求，比如称呼问题，对年幼的孩子可以称呼"××（孩子的名字）""××爸爸""××妈妈"；对于自我意识突飞猛进的青春期孩子，要体现平等，最好以编号相称，如"一号""二号""三号"等。

在团体沙盘游戏中，孩子的父母往往需要抽离地看关系，因此让他们自我觉察、看清关系、获得深刻的感悟是重点。

守护者要让孩子感觉到平等，让父母获得觉察，各得其所。

（5）遵守带领团体的规则，不被卷入，不做咨询师。

任何团体沙盘游戏的带领者都要遵守"少言守中，无我同在"的基本原则，家庭团体沙盘游戏自然也不例外。带领者要做一个促进者和见证者，要尽量做到少干预，少指挥，少说话；要做到不参与其中，不卷入家庭内部；依靠家庭内部动力解决问题，不做任何人的心理咨询师。

12. 孩子越大越不听话是怎么回事？意象沙游能帮助家长解决孩子不听话的问题吗？

（1）孩子不听话问题的由来。

"孩子不听话"经常困扰着一些家长，有时候还会引发亲子冲突，甚至导致严重后果，对此家长要有清醒的认识。

孩子在三四岁以前，一般是比较听话的。这一时期他们没有能力完全控制自己，无法独立做出安全正确的行为，孩子只好把自己行为的控制权交给家长，在亲子关系中呈现出"孩子很乖""孩子很听话"的现象。

第一反抗期出现以后，尤其到了八九岁，孩子有了自己的判断能力，会越来越"不听话"，这种情况在第二反抗期（青春期）表现得更为明显。孩子越来越不听话是正常现象，说明孩子长大了，越来越有主见了，这甚至是一件值得庆贺的事情。

很多家长自以为有丰富的人生经验，自己总是正确的，但也有看不清事实或者犯错误的时候，如果自己做出了错误的判断，为什么要让孩子"听话"呢？

综上所述，"孩子不听话"的背后其实就是父母与孩子在争夺孩子行为的控制权。因此，"孩子不听话"不一定是孩子的问题，也不一定要孩子做出改变;"孩子不听话"更多的时候是家长的问题,需要家长改变自己的思维方式和教育理念。

(2) 如何解决孩子不听话的问题。

意象沙游可以帮助家长解决表现为"孩子不听话"、实际上是亲子关系不和谐的问题。家长可以具体从以下几个方面入手:

① 意象沙游亲子沙盘游戏的帮助。

亲子关系出了问题,可以带孩子做意象沙游亲子沙盘游戏。这是一种由父母与孩子按照一定规则共同完成一幅沙游作品的活动。在这个活动中,各方在互动中暴露自己的行为模式,并参与讨论。通过活动,父母觉察到自己存在的问题,孩子也感受到来自父母的关爱,双方都在这里做出表达和回应。

在这个活动中,带领者要守持中立,促进双方在互动中自由表达和自我觉察,任何人都不要以教育者的角色自居。

② 意象沙游智慧的帮助。

意象沙游让家长从抽离的视角看问题,以容纳的态度守护孩子,相信孩子能够自己解决问题。这些都可以帮助家庭实现良好的亲子关系,最终从实质上解决所谓"孩子不听话"的问题。

A. 抽离的作用。

亲子关系不好,家长可以做意象沙游主题沙盘,再现其亲子关系。家长还可以通过沙游活动感受其亲子关系现状,抽离出来看自己与孩子的互动模式,觉察自己的控制是否合适,从而改进自己与孩子的互动模式,改善亲子关系。

B. 容纳的理念。

意象沙游强调以容纳的态度对待沙游者,孩子不听话,家长也要以容纳的态度对待孩子,并视具体情况区别对待:

如果是情绪问题,家长首先要接纳孩子的情绪,以容纳的态度,接纳孩子,与孩子共情,然后再探讨具体问题。

如果"孩子不听话"涉及大是大非和原则性问题,家长要使用规则来规范孩子的行为,把孩子的行为纳入规则的管理之下。

C. 信任的态度。

意象沙游以人为本，信任沙游者，相信沙游者可以解决自己的问题，也有能力解决自己的问题，家长对待孩子，也要这样。

D. 无我的守护。

意象沙游的核心理念之一就是"无我守护"，家长通过"无我，我无所不在"的守护，接纳和支持孩子，做好孩子人生的带路人和守护者。

③ 意象沙游团队的帮助。

意象沙游是一门技术，在它的背后有一个学习型组织。意象沙游以学习成长小组的形式开展工作，家长遇到亲子关系问题，可以加入成长小组，获得小组带领者和小组成员的支持和帮助。

13. 孩子做的沙盘，家长可以看吗？

（1）从孩子方面来讲，不同年龄阶段其自我意识的发展程度不同，需求也有所不同。

幼儿阶段要发展勤奋感，更多地需要被肯定，所以大多数幼儿会主动要求家长看自己的沙游作品。也有一些幼儿不想让家长看，遇到这种情况，守护者要尊重沙游者的意愿，予以保密。进入青春期，由于自我意识发生第二次飞跃，大多数青少年注重保护隐私，不愿意分享，守护者要尊重和保护青少年沙游者的隐私。

（2）从家长方面来讲，要区分家长的不同目的。

控制型的家长，希望通过沙盘窥探孩子的秘密，以加强管理和控制。守护者不要让控制型的家长偷看孩子的沙盘，更不能给他们分析孩子的沙盘。一旦泄密，沙游者往往能觉察到，因为这些家长是掩饰不住自己的控制欲的，阻抗也会随之产生。

民主型的家长会尊重孩子的自由和隐私，他们想看孩子的沙盘，会事先征得孩子的同意。

沙盘游戏不是"发现-解决问题"模式，想通过解读孩子的沙盘，发现孩子的问题并采取应对措施的家长，要放弃这种错误的想法，把精力放在尊重孩子、理解孩子、相信孩子和全心全意守护孩子上面来。

14. 孩子厌学，不去上学，沙盘游戏是否可以起到作用？

"孩子厌学，不去上学"是问题，沙盘游戏是技术。

解决一个问题可以使用多种技术，一种技术也可以解决多个问题。因此，以上问题可以分解为以下两个问题：

第一个问题：孩子厌学，不去上学，怎么办呢？

第二个问题：是否可以使用沙盘游戏来解决孩子厌学的问题？

我们首先要弄清楚孩子不上学的原因，然后才能做出正确的应对。一般来说孩子不上学大多出于以下三类原因：学习目标问题、学习困难问题以及各种关系问题（主要包括同学关系问题、师生关系问题和亲子关系问题）。

针对第一个原因，对于帮助学生确立学习目标，恰当运用沙盘游戏是有帮助的；针对第二个原因，沙盘游戏用于学习困难与学习障碍问题的辅导，目前并没有多少研究成果；针对第三个原因，沙盘游戏尤其擅长针对关系问题的辅导与治疗。

无论要解决什么问题，关系的建立都是第一位的。作为建立咨询关系的敲门砖，沙盘游戏在绝大多数情况下不会让人失望。

很多案例中，孩子厌学是因为亲子关系出现了问题，而亲子关系的主导者是父母，父母通过沙盘游戏进行自我觉察是解决问题的良好途径。有些时候甚至不必给孩子做心理辅导，家长通过沙盘游戏提升了自己，孩子的问题就迎刃而解了。

15. 孩子有抵触情绪，很快完成沙盘制作，不愿配合咨询，类似的问题应该如何处理？

孩子有情绪问题，可能是亲子关系存在问题，也可能由其他情况导致；孩子被动来做沙盘游戏，说明家长对孩子的控制可能比较严格；孩子能来做沙盘游戏，说明孩子表面上服从家长的管教。

在情绪中，被动做沙盘游戏，做出来的更有可能是面具沙盘。在这种情况下，孩子不与守护者交流，不配合咨询是很常见的。这主要是因为，守护关系还没有建立起来。

守护者这时候首先要做的是接纳、共情沙游者,消除阻抗。这个阻抗很可能是亲子关系不良引起的,沙游者可能把对父母的不信任转移到守护者身上来,或者借机发泄针对父母的愤怒情绪。在这种情况下,守护者需要更多的努力才能建立好关系。

关系是第一位的,没有关系就没有沙盘游戏。

如果守护者不能迅速与沙游者建立起良好的关系,守护者要接纳沙游者的状态;如果家长本人有求助愿望,可以考虑从家长入手,转为给家长做咨询。

常有人说:"孩子的问题就是家长的问题。"这句话不是百分之百正确,但如果涉及关系问题,这句话往往是很有道理的。一般来说,在亲子关系中,家长往往占据主导地位,家长的问题解决了,孩子的问题自然也就解决了。

一种常见的现象是,家长出了问题,却认为是孩子出问题了;也就是说家长病了,希望孩子吃药。守护者要分清楚到底是谁需要咨询,咨询目标是什么,这非常重要。

守护者要相信,如果家长愿意接受咨询,愿意付出努力,愿意做出改变,选择先从家长入手就行了。笔者所做的个案中,半数以上孩子的问题是通过家长的咨询和学习最终得到解决的。

当然守护者也需要变通。笔者做过这样一个案例,其灵活的处理方式可供大家参考。

案例:不愿意做咨询的孩子

有个孩子不想上学了,妈妈带他来做沙盘游戏。以下是沙游者(孩子)与守护者的部分对话:

沙游者:我没有心理问题,不需要心理咨询;我是为了满足妈妈的要求才来的。但只这一次,下一次我不来了!

守护者:你能为妈妈着想,我感觉你是个负责任的孩子。

……

守护者:我认为你是健康的,正如你所说的,你妈妈有点小问题。

沙游者:既然这样,那么下次我就不来了!

守护者:你心理健康,不需要咨询。要解决问题,让你妈妈继续咨询吧。

沙游者:我就不用来了吧?

守护者:如果你不来的话,我怎么知道你的要求和想法呢?怎么知道你妈妈改变了没有呀?

沙游者:好,下次我陪她,她来做咨询,我给你反映情况。

守护者:好啊……

接下来的咨询变得更加顺利。孩子越来越愿意和守护者交流,也开始主动和父母沟通,最终大家共同完成了咨询目标。

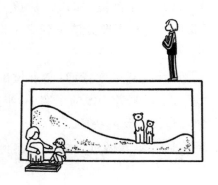

第三章 沙盘游戏与社会服务

社会服务是指在教育、医疗健康、养老、托育、家政、文化和旅游、体育等社会领域,为满足人民群众多层次多样化需求,依靠多元化主体提供服务的活动,事关广大人民群众最关心最直接最现实的利益问题。①

以这些社会服务为内容的社会工作,在预防、解决社会问题,处理社会矛盾,调整社会关系,改善社会生活方式,完善社会制度,减少社会发展的障碍因素等方面,具有重要作用。

作为一种心理咨询与心理治疗技术的沙盘游戏主要在学校心理咨询中心、医院心理科和其他心理咨询机构中得以应用;作为教育教学手段的沙盘游戏主要在学校、校外辅导机构和家庭中得以应用;除此之外,沙盘游戏在其他社会服务领域有着更为广泛的应用,下面我们就沙盘游戏在社会服务方面的应用做一些简单的探讨。

一些政府机关、事业单位、企业单位和社会组织建立了沙盘游戏室,比如工会、妇联、青少年宫、部队、监狱、社区、银行等。它们也积极组织专业人员通过沙盘游戏为机构员工和社会上有需要的人群做心理疏导、压力调整和团队建设等工作。

沙盘游戏还广泛应用于康复事业中。一些多动症儿童治疗机构、自闭症儿童康复机构、残疾人康复机构、慢性病康复治疗机构等开始尝试运用沙盘游戏进行康复治疗。

下面我们就一些相关问题做一些粗浅的探讨。

1. 医院会用沙盘游戏做心理治疗吗?

沙盘游戏已经开始在医疗机构普及。很多医院的心理科已经配置了

---

① 见教育部等七部门印发的《关于促进"互联网＋社会服务"发展的意见》,中国政府网。

沙盘游戏设备,有的专门设置了沙盘游戏治疗室。

由于沙盘游戏没有测量标准,也不太可能有常模,所以在医院不能作为一种专门的心理测量工具。但是作为建立咨询关系和进行心理治疗的工具,沙盘游戏还是受到了不少心理医生的青睐。

"沙盘游戏在医疗机构也日益受到重视,广泛应用于抑郁症、自闭症、人格失调和自恋型人格障碍、边缘型人格障碍、药物与酒精依赖等心理性疾病的治疗与康复,甚至还有治疗师利用沙盘游戏治疗中重度创伤性脑损伤、遗传进行性肌肉萎缩症等躯体疾病伴生的心理障碍,也取得了一定的疗效。"[①]

"近年来,一些医院的其他科室,如肿瘤科、儿科、妇产科、消化内科、眼科等,也开始尝试引进沙盘游戏配合本科室的治疗,以减缓病患的焦虑、抑郁等情绪,增强医治效果。"[②]

医疗模式下的沙盘游戏存在一个尚待解决的问题,那就是沙盘游戏一般耗时较长,而医疗模式的咨询往往收费标准和咨询时间都受到有关部门较为严格的限制,心理医生使用沙盘游戏的积极性也因此受到一定的影响。这需要在技术层面和政策层面同时做一些调整。

虽然沙盘游戏在医院的应用还不尽如人意,但是它毕竟走进了医院,成为一种被医疗机构认可的心理咨询与心理治疗技术,沙盘游戏室也成为医疗机构的标准配置之一。

2. 部队适合开展沙盘游戏吗?部队可以用沙盘游戏做什么?

在部队,战士们一般都很年轻,好玩仍然是他们的天性。部队中的沙盘游戏有以下几种用途:

(1)减压放松。

部队生活往往伴随着紧张的训练,还有大量的战斗值勤任务。官兵

---

① 赵非一、夏小芥、韩茨等:《游戏疗法在心理性疾病干预、康复中的应用及其心理、神经生理学机制研究》,载《精神医学杂志》2016 年第 2 期,第 155~160 页。

② 周彩虹、申荷永、张艳萃等:《沙盘游戏治疗:纵深化与本土化》,载《华南师范大学学报》2018 年第 4 期,第 62~69、190 页。

长期与爱人、家人处于分离状态,经常处于巨大的压力之下,因此如何给官兵减压放松往往成为部队面临的难题。

无论是个体沙盘游戏还是团体沙盘游戏都可以帮助官兵实现减压放松的目标,闲暇之余安排官兵进行沙盘游戏是不错的选择。

(2)心理疏导。

沙盘游戏作为一种心理咨询和心理治疗技术,广泛适用于各年龄阶段的人群,部队官兵也不例外。年轻富有活力的士兵群体大多喜欢沙盘游戏,他们属于成年人,有良好的反思能力,适合使用沙盘游戏做心理咨询。

(3)作战模拟教学。

在沙盘游戏常识尚未普及的时候,提到沙盘,人们往往首先想到的是军事沙盘。军事沙盘是部队用于模拟地形和军事部署、进行作战推演等的工具;沙盘游戏同样可以起到模拟战斗部署、用于军事教学的作用。部队可以针对沙盘游戏的特点,组织开发沙盘游戏模拟作战系列课程。

(4)打造团队凝聚力。

团队凝聚力对部队的战斗力有着重大影响,几乎每支部队都会在打造团队凝聚力上下很多工夫。团体沙盘游戏在应用于打造部队凝聚力方面已经取得明显成效。部队可以通过团体沙盘游戏活动,增强部队领导和战士的理解能力、沟通能力、协作能力和向心力。

已经有研究表明,沙盘游戏适合在部队使用。

"沙盘游戏疗法在加强人际沟通、协调,提高意志力、学习力、创造力等方面作用明确,适用于目前部队军事训练现实需求,在特勤疗养员心理训练中也将发挥很好的作用,尤其是配合其他团体心理训练方法,预期效果显著。"[1]

3. 企业适合开展沙盘游戏吗? 怎样在企业开展沙盘游戏?

沙盘游戏非常适合在企业开展。

---

[1] 顾春红、张伟、崔毅等:《沙盘游戏疗法在军队疗养保健中的应用》,载《中国疗养医学》2016 年第 3 期,第 250~252 页。

在企业开展沙盘游戏活动,可以从以下几个方面做起:

(1) 团队建设。

使用团体沙盘游戏打造高效率团队,可以组织同质团体,比如同一科室人员、同级别管理人员、工作中有相同困扰的人员等,通过开展团体沙盘游戏活动促进人际沟通,提高团队凝聚力和战斗力。

(2) 人才管理。

沙盘游戏可以用于模拟企业运营,为企业运营提供参考;团体沙盘游戏可以用于人力资源管理,根据成员在沙盘游戏中的表现,分析出该成员可能适合的工作岗位。

(3) 筛查问题。

通过开展团体沙盘游戏活动,可以发现企业团队中存在的人际关系问题,及时上报,妥善处理。团体沙盘游戏活动可以帮助企业发现有较为严重心理问题的员工,以确定进一步的帮扶措施。

(4) 心理辅导。

筛查出有心理问题的员工之后,需要给员工做心理咨询,但是部分员工心理防御较重,可能会抵触。安排员工做一对一的个体沙盘游戏,使用个体沙盘游戏做心理辅导,可以有效降低员工的防御心理。

(5) 精神福利。

沙盘游戏还有纾解压力、激发创造力等功能。组织员工参与沙盘游戏活动能够给员工带来放松与快乐,尤其是在工作压力较大的企业,组织沙盘游戏活动,相当于给员工发放了一份精神福利。

在企业组织团体沙盘游戏活动,一些人可能担心自己的隐私会在活动中暴露,因此他们会有所顾忌,心存阻抗。活动前,组织者要说明团体沙盘游戏的目的、意义以及保密原则,并带领团体成员进行保密宣誓;活动中,组织者要秉持不分析、不评判、不解释的原则;活动结束,组织者要带领大家讨论和分享,以尽量减少防御心理,调动积极性,带领他们投入团体沙盘游戏活动当中。

4. 机关事业单位适合开展沙盘游戏吗? 怎样在机关事业单位开展沙盘游戏?

机关事业单位适合开展沙盘游戏。

结合机关事业单位的特点,开展沙盘游戏活动,可以从以下几个方面入手:

(1) 团队建设。

在机关事业单位可以使用团体沙盘游戏打造高效率团队,促进人际沟通,提高团队凝聚力和执行力。

不同于企业,机关事业单位人员更加稳定,人员之间熟悉程度更高,很多人是几十年的同事,所以在团体活动中开放度更低,需要更多的游戏次数,也需要做更多增进信任的游戏。

在这种情况下做团体沙盘游戏,暴露的内容多是浅层次的,深层次的隐私不宜过多暴露,团体带领者要把握住合适的尺度。

(2) 筛查问题。

通过开展团体沙盘游戏活动,可以发现团队中存在的问题和隐患,以便及时上报,妥善处理;此类团体成员多为公职人员,如涉及违法问题等,团体带领者要遵守保密例外原则;保密例外要提前告知单位员工,这也可能形成阻抗,降低团体的开放度。

(3) 心理辅导。

筛查出有心理问题的人员之后,可以安排做一对一的个体沙盘游戏,进行心理辅导。机关事业单位人际关系更为敏感,员工心理防御更为严重,容易做出面具沙盘,守护者要掌握识别方法,合理处置。作为心理辅导活动的个体沙盘游戏,如果没有收费设置,完全免费,可能会给咨询效果带来负面影响。

(4) 精神福利。

机关事业单位的工作性质比较单一,员工压力在逐年增加,员工容易产生职业倦怠。组织员工参与沙盘游戏活动能够给员工带来快乐、放松,缓解员工的职业倦怠。这既帮助单位解决了部分问题,又给员工发放了精神福利。

（5）工作思路。

很多机关事业单位的工作涉及与群众的沟通问题，或者直接涉及群众的心理工作，沙盘游戏可以提供新思路。许多机关事业单位建设专业的沙盘游戏室，不但用于内部员工的压力调整和心理疏导，还直接用于服务对象的心理辅导。

这项工作涉及场地建设、设备配置、方案执行以及政策配套等，所有这些都需要取得领导和员工的理解和支持。另外，机关事业单位的个体沙盘游戏守护者最好采用外聘的方式，以降低沙游者的阻抗，取得更好的效果。

5. 沙盘游戏适合在社区矫正中使用吗？如何运用沙盘游戏做好社区矫正工作？

社区矫正在我国是指针对被判处管制、宣告缓刑、裁定假释、暂予监外执行的这四类犯罪行为较轻的对象所实施的非监禁性矫正刑罚或考验（宣告缓刑）。

一些单位已经尝试使用沙盘游戏这一方式开展社区矫正工作，这些方面的探索刚刚起步，还有很长的路要走。作为擅长打破心理防御的心理咨询和心理健康教育技术，沙盘游戏在社区矫正工作中有诸多优势。在社区矫正中使用沙盘游戏，以下几点建议供参考：

（1）多方合力。

社区矫正工作是积极利用各种社会资源、整合社会各方面力量，对罪行较轻、主观恶性较小、社会危害性不大的罪犯或者经过监管改造、确有悔改表现、不致再危害社会的罪犯在社区中进行有针对性的管理、教育和改造的工作。

社区矫正本身就是一种整合各种社会资源共同帮助监外服刑人员进行社会改造的工作，需要协调司法机关、社区、心理辅导机构、咨询师志愿者等多方面力量，协同工作，以达到最佳的效果。

社区矫正工作的负责人员要学习一些沙盘游戏相关的基本常识，掌握一些相关的基本技能,更好地组织心理工作者做好沙盘游戏心理辅导工作。

（2）自愿原则。

社区矫正虽然有强制的成分,但社区矫正中的心理辅导不适合强制实施。强制做沙盘游戏会引起心理阻抗,即使矫正对象"配合"了,做出的也往往是面具沙盘,不利于心理矫正工作。因此,沙盘游戏用于社区矫正要遵循自愿原则。为了在社区矫正中更好地推广沙盘游戏,需要加强宣传、解释和沟通工作,最好定期组织相关人员参加沙盘游戏。

（3）心理疏导与教育相结合。

沙盘游戏不仅可以用于心理矫正工作,同样可以用于参与矫正人员的教育工作。

社区矫正要遵循心理疏导和教育相结合的原则,有关部门可以组织社区矫正人员参与发展性沙盘游戏课堂,开展职业生涯规划和人生规划等活动,通过教育活动和心理疏导活动相结合的形式,让参与社区矫正人员体验到生活的乐趣,找到正确的人生方向,从根本上回归社会,融入正常生活。

6. 沙盘游戏适合用来对服刑人员做心理疏导吗? 如何在监狱开展沙盘游戏活动?

除了部分严重精神疾病患者和由于身体原因不能参加者以外,沙盘游戏几乎适合 4 岁以上的所有人群,服刑人员也不例外。无论是个体沙盘游戏还是团体沙盘游戏,对服刑人员都可以起到作用,尤其在情绪管理、自我觉察、自我认知等方面有着较为理想的效果。

在服刑人员中开展沙盘游戏活动有些特殊之处,需要守护者、带领者和沙盘游戏咨询师注意。

（1）特殊的环境。

监狱是特殊的环境,有高墙和隔离措施,有着严格的出入管理制度,环境和一般的咨询室有很大区别。

在这种环境中要营造出温馨、安全、受保护的空间存在一些困难。监狱的环境存在不利于开展沙盘游戏活动的因素,不利于服刑人员的心理开放。在这种特殊的环境中做沙盘游戏需要付出更多的努力,守护者、带领者和沙盘游戏咨询师要做到心中有数。

（2）特殊的人群。

监狱里的服刑人员可能存在各种各样的心理障碍、心理创伤以及较强的阻抗,这一点守护者、带领者和沙盘游戏咨询师在做沙盘游戏时应有心理准备。

监狱有严格的出入管理制度,一般不方便社会上的咨询师进入,同时出于安全考虑,在监狱内开展的沙盘游戏活动大都是由监狱警察组织的。监狱警察中有一定比例的心理咨询师,这也是监狱开展沙盘游戏活动的基础力量。由于监狱警察本身就是这些服刑人员的管理者,所以可能会存在双重关系的问题,因此有些监狱内部组织的沙盘游戏活动,严格说来不是常规心理咨询活动。

在服刑人员中开展沙盘游戏活动的过程中,守护者、带领者和沙盘游戏咨询师有更多的机会接触到违法犯罪信息,要严格遵守保密例外原则。所以,在监狱中开展的沙盘游戏活动,既具有心理辅导工作的性质,又具有对服刑人员进行教育改造的性质。

如果社会上的心理咨询师到监狱内开展沙盘游戏活动,必须做好相关准备工作,应有警察全程陪同,以保证咨询师的安全。女性咨询师一般不允许进入男犯监狱。

（3）特殊的方式。

由于存在双重关系因素,组织服刑人员参加沙盘游戏活动,必须打破常规思维,以活动目标为导向,制定灵活的活动规则。比如增加咨询前的安全评估,做好咨询后的效果评估,做好家属的跟踪辅导等。对于特殊的服刑犯人（比如死刑犯、人格障碍患者和情绪不稳定者等）,咨询师在做沙盘游戏治疗时要做好预案,做到防患于未然。

（4）不变的原则。

无论在方式上有什么变化,无论是普通人还是服刑人员,做沙盘游戏都有不变的原则。

个体沙盘游戏的守护四原则,即容纳、信任、专注和无我,源自人本主义心理学,广泛适用于不同年龄、不同需求的各类沙游者,服刑人员也不例外。

7. 什么是自闭症? 沙盘游戏适用于自闭症儿童的治疗吗?

自闭症是一种发展障碍疾病,多表现为刻板、局限的兴趣及交流障碍等,多与生物学机制、脑结构异常、遗传等有关,还常常伴有情绪不稳定、自笑、社交障碍、沟通障碍、记忆障碍、兴趣和活动不稳定、注意力不集中等症状。

目前自闭症的治疗以医学模式为主,主要根据检查结果对症治疗。主要治疗方式为行为干预、特殊教育训练或药物治疗等,以期提高孩子的自理能力、认知能力和社会交往能力,使之能够适应正常的社会生活。

自闭症是当前全世界面临的共同难题,尚未找到有显著效果的治疗方法。沙盘游戏适用于自闭症儿童的治疗,但其短期效果不明显,长期治疗,有一定的效果。

"沙盘游戏治疗以一种游戏的形式展开,尤其适合孤独症(即自闭症——本书作者注)儿童,他们会很容易投入到游戏中。因此沙盘游戏疗法在缓解孤独症儿童的语言沟通障碍、社会交往障碍、重复刻板行为等方面有一定效果"[①]。

8. 怎样用沙盘游戏帮助自闭症儿童?

用沙盘游戏帮助自闭症儿童康复要注意以下几点:

(1)长期坚持,静待花开。

沙盘游戏用于治疗是一个循序渐进的过程,尤其是自闭症的治疗更需要长期坚持。有耐心的沙盘游戏治疗师可能会坚持给一个自闭症儿童做数百次沙盘游戏。自闭症是世界性难题,持续一年乃至数年的沙盘游戏治疗,效果才会更明显一些。

---

① 沈悦:《沙盘游戏疗法在孤独症儿童中的应用研究》,载《科学大众》2020年第7期,第82~83页。

（2）用心守护，不做生硬分析。

自闭症儿童在早期没有和抚养者建立起应有的链接，中断了社会化的进程。在一定程度上，沙盘游戏治疗师的守护是在弥补这些儿童早年缺失的爱。使用沙盘游戏治疗自闭症，不要套用荣格分析心理学模式，重在守护，分析仅仅是为守护提供参考。

（3）自我探索模式和行为训练模式相结合。

使用沙盘游戏治疗自闭症儿童，需要让儿童在自我探索之中获得疗愈，更需要用行为训练来巩固和提升治疗效果。长期以来，人们对自我探索模式的沙盘游戏研究较多，而对行为训练模式的沙盘游戏研究较少。针对自闭症的治疗也十分注重行为训练。

（4）要勤于观察思考，善于创新，大胆尝试。

正是因为自闭症目前尚未有特别有效的治疗方法，所以我们才需要更加大胆地去探索新的治疗方式和方法，勇于创新才有可能获得更大的进步，向解决问题的方向进一步前进。

（5）家庭治疗，系统治疗。

每个自闭症儿童背后都有一个饱经沧桑的家庭，家庭的支持非常重要。所有的问题都需要站在系统的高度通盘考虑解决方案。

（6）心理治疗与医学治疗相结合。

沙游治疗师与家庭成员配合，做好守护；心理治疗与医学治疗结合，做好长期治疗的准备；自由沙盘、主题沙盘与沙盘表达相结合，从独自游戏逐渐过渡到合作游戏，从意象表达过渡到语言表达。

9. 没有心理学基础的企业人力资源部门工作者、政工人员、社会工作者能否学会使用沙盘？

能否学会使用沙盘取决于两个方面，一是沙盘游戏技术的难度，二是学习者的自身状况和决心。

就技术难度而言，不同流派的沙盘游戏技术，学习起来难度不同。

（1）经典沙游。

经典沙盘游戏以荣格分析心理学为理论基础，对于没有心理学基础或者心理学基础较为薄弱的学习者来说,学习起来确实存在一些困难;但如果学习者意志坚定,花费较长的时间也能够掌握它。

(2)意象沙游。

意象沙游以人本主义理念为基础,相对比较容易理解,其理念也融入各个操作环节中,是大众听得懂、学得会、用得上的沙盘游戏。意象沙游学习和实践起来上手比较快,深受心理工作者的喜爱,但要做得好、做得精,也需要坚持学习理论知识,多练习,多实践。

企业人力资源部门工作者、政工人员、社会工作者往往具有较高的文化素养,并且有较多的人际沟通工作经验。对他们来说,即使没有心理学基础,学习沙盘游戏技术也不会有太多的困难,只要勤于练习、刻苦实践并持之以恒,就能掌握这项技术。

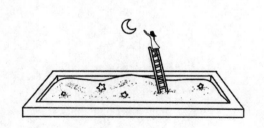

第三部分
进入游戏，沙盘游戏发展新趋势

沙盘游戏进入我国之后，学术界对它的发展趋势有着不同的看法。

在心理学界，人们对经典沙游的研究偏重于它的心理治疗功能，把主要精力放在了心理咨询和心理治疗领域。

在教育学界，有识之士认为沙盘作为教具可以呈现教学场景，用它可以进行体验式教学，从而把研究方向定位在教育教学技术的开发上。

对于缺乏相关专业知识和专业技术的大众来说，很多人喜欢沙盘游戏，就是因为它让人感觉好玩，而且玩起来颇有感触……所以大众更喜欢它的娱乐放松功能。

顺应沙盘游戏发展的趋势，意象沙游把沙盘游戏的功能拓展到心理咨询、教育教学和娱乐放松三个领域。据此推断，沙盘游戏的发展存在以下三个趋势，即娱乐化趋势、教育化趋势和平台化趋势。

下边我们就此做些粗浅的探讨。

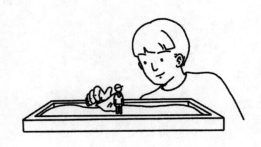

第一章　沙盘游戏的娱乐化趋势

沙盘游戏的本真就是游戏。

与游戏一样，沙盘游戏也具有以下几种功能：

一、获得愉快的情感体验

沙盘游戏之所以呈现出如此强大的生命力，就是因为它可以让人获得轻松愉快的体验。童年游戏让我们获得愉悦的情感体验，沙盘游戏可以让我们穿越时空，把我们带回童年；它可以让我们畅想未来的无限可能；它可以让我们脱离烦扰的世俗生活，去往理想的精神家园；它可以让我们实现生活中无法实现的梦想，获得精神上的满足……

二、释放焦虑，放松身心

高度紧张的城市生活、日益增加的欲望、不切实际的与他人的对比让很多人生活在焦虑之中。抚沙活动让人亲近大自然，释放焦虑；沙盘作品的制作是自我意识的表达过程，在这个过程中沙游者可以释放焦虑，从而获得轻松的疗愈体验；与守护者交流的时候，沙游者可以被理解、被接纳，从而获得释然的感觉。

三、模拟现实生活，促进儿童社会化

"过家家""开商店"之类的儿童游戏，可以模拟现实生活，锻炼儿童的社会交往能力，促进儿童长大以后适应社会生活。沙盘游戏也是如此，幼儿经常做沙盘游戏，可以模拟未来生活，加速儿童的社会化进程。

因此，不要把沙盘游戏仅仅看成单纯的心理治疗工具，它也可以是促进儿童成长的方式。

四、整合自我，促进意识与无意识达成一致

沙盘游戏之所以引起众多爱好者的关注，迅速传播开来，很大一部分原因是它具有很好的心理整合作用。

什么是心理整合呢？

人们常会这样形容一个人，说某个人经常"很纠结"。这个"很纠结"是怎么回事呢？

简单地说，就是他的想法经常发生矛盾。比如他会经常想"这件事我是做呢，还是不做呢？做，不好；不做，也不好……"这种人会经常想做一件事情，却有一股力量让他怎么也不能去做，或者他经常会做一些自己认为不对的事情，却不知道为什么就是停不下来，不得不去做……

这种情况就是一个人的无意识和意识不一致所导致的。

如何让他的无意识和意识一致起来呢？

有两种办法，一种办法就是让他的意识看到无意识，也就是让他发现无意识，然后让他的意识和无意识在意识层面一致起来……这固然有效，但是发现无意识不是那么容易的，沙盘游戏可以促进沙游者发现自己的无意识。另一种办法就是让他的无意识和意识通过某种方式进行"悄悄对话"，这种对话并不一定非要在意识层面进行，完全可以在无意识层面进行。通过做沙盘游戏，沙游者实现了前者就是出现了觉察和顿悟；实现了后者就是自我意识的悄然整合。这就是卡尔夫所说的："我不知道他们是怎样好起来的，做过这种游戏，他们就好起来了。"

没有多少人愿意承认自己有心理问题——或许他们真的没有心理问题，或许他们没有能力发现自己的心理问题。如果在做沙盘游戏的过程中，这些问题被悄悄治好了，那么，为什么还要告诉沙游者这是在做心理治疗呢？

因此，让沙盘游戏回归游戏本身，让沙游者在做沙盘游戏进行娱乐放松的过程中，幡然领悟，受到教育，或者悄无声息、不知不觉地实现疗愈，这应该是沙盘游戏发展的一大趋势。

下面我们就相关问题做一些简单的探讨。

1. 沙游者自己做沙盘游戏也有效果吗？

沙盘游戏是自我觉察的重要方式。由于沙盘游戏本身具有非常强大的抽离功能，即使没有人守护，沙游者一个人做沙盘游戏，也有不错的效果。《意象沙游》一书中有相关的案例与论述。①

不依赖咨询师的陪伴，在自娱自乐中获得心理成长，这使得沙盘游戏更具娱乐化的发展前景。娱乐化可以促进商业化或者市场化的发展。沙盘游戏市场化有利于个体的发展，有利于社会的和谐稳定，我们完全有理由期待沙盘游戏的市场化发展。

2. 沙盘游戏到底是游戏还是疗法？

广义的沙盘游戏是一种游戏，可以用于娱乐放松和教育教学，它同时也具有心理治疗的作用和意义；狭义的沙盘游戏是心理咨询和心理治疗的方法，它更具学术研究的意义。

3. 如何让沙盘游戏回归游戏的本真？

要让沙盘游戏回归游戏的本真，就要积极研究沙盘游戏去功利化、去咨询化、去教育化、去专业化，让沙盘游戏回归它的游戏功能。

（1）去功利化。

去功利化就是让沙盘游戏成为大众化的娱乐方式，而非一些人实现其特定目标的工具，这是沙盘游戏回归游戏本真的重要途径。

（2）去咨询化。

去咨询化就是扩大服务范围，让沙盘游戏服务范围更加广泛，服务心理健康人群，而非作为治疗手段，仅仅服务于一部分有心理咨询与心理治疗需求的人。

（3）去教育化。

去教育化就是让更多的家长和教师不再执着于"教育孩子"，而是增进亲子关系，与孩子共同游戏，共同发展。

（4）去专业化。

---

① 苏健：《意象沙游》，山东人民出版社 2015 年版，第 220～222 页。

去专业化就是让沙盘游戏从深奥的学术云端降落到服务社会的地面上，把学术成果转化为生产力，把理论探讨转变为实践行动。简单地说，沙盘游戏去专业化就是：让沙盘游戏成为半流程化的操作，把普通百姓培养成合格的守护者和带领者；让沙盘游戏成为大众听得懂、学得会、用得上的技术；让沙盘游戏不再神秘，成为国人的心理保健操。

4. 沙盘游戏本身就是游戏，是否可以把它市场化？

在心理咨询领域，沙盘游戏具有双重性质，一方面它在创建和谐社会方面有独特的贡献，具有公益性质，不能完全商业化；另一方面，要让心理咨询工作发展得更好，专业心理咨询机构的生存和发展需要融入市场化的发展道路。

随着沙盘游戏研究领域的不断扩大，人们也越来越重视沙盘游戏在教育教学领域的开发和应用。在教育教学领域，一方面以学校为主体的公办教育机构不能按照市场化的方式推广沙盘游戏；另一方面，校外辅导机构在推广沙盘游戏的时候，需要市场化。

在娱乐放松领域，推广沙盘游戏则应以市场化为主导。沙盘游戏可以给大众带来的不仅仅是娱乐放松，同时也有心理的疗愈，推广沙盘游戏有百利而无一害。将学术成果转化为生产力，服务于人民，有什么不好的呢？

5. 沙盘游戏做成网络游戏形式存在哪些困难？

受到网络游戏的启发，有学者试图把沙盘游戏变为网络游戏，并为此做出了初步的尝试。笔者认为这一努力可能会带来一些新的研究成果，但从根本上讲，网络沙盘游戏无法取代线下沙盘游戏，这是因为以下几点是网络沙盘游戏难以做到的：

（1）三维沙具难以被二维图像或三维图像替代。

网络沙盘游戏主要模拟二维图像，即使模拟出三维图像，也无法完全代替沙盘中的三维模型。

（2）网络可以模拟听觉和视觉，但无法模拟其他感觉。

网络可以模拟出较为逼真的听觉和视觉效果，但无法模拟出触觉、嗅觉效果。沙盘游戏中，尤其是抚沙给人带来的触觉感受，能让沙游者放松，并迅速调动出意象。以目前的技术，无法通过网络模拟出这些感觉效果。

（3）网络沙盘游戏无法建立真正意义上的咨访关系。

顺利开展心理咨询的前提是能够在来访者与咨询师之间建立起工作关系，也就是咨询关系。网络可以模拟生成咨询师，却无法让沙游者与模拟咨询师建立真正的咨询关系。沙游者与模拟咨询师的感情最多是单向的，虚拟咨询师难以与沙游者共情。

（4）网络沙盘游戏无法实现无障碍沟通。

沙游者的语言、肢体动作、微表情等可以通过网络传递给模拟咨询师，但是这种传输是不完全的，即使拥有人工智能，模拟咨询师也无法准确理解，更做不到无障碍沟通。在线下，咨询师与沙游者完全可以达到无障碍沟通。

（5）人工智能无法替代咨询师的思维。

人们可以开发网络模拟咨询师，但人工智能无法替代咨询师的思维，无法对沙游者提出的问题给出专业的反馈。

咨询师在建立良好咨询关系的前提下，通过互动，运用专业技能，可以准确分析沙游者的心理，可以制定出治疗方案。目前人工智能无法做到这些，未来很长时间内也难以做到。

6. 沙盘游戏做成网络游戏形式存在哪些优势？

虽然网络沙盘游戏效果难以让人满意，但是它也有一定的优势，值得心理工作者去探索，不过在未来一定时期内，不要过度夸大网络沙盘游戏的效果和前景。

与线下的沙盘游戏相比，网络沙盘游戏存在以下几个方面的优势：

（1）沙具的规模不受限制。

模拟沙具的种类可以不受限制地增加；模拟沙具的数量也可以无限制地增加。

（2）场地的大小不受限制。

虚拟空间可以任意调整大小,也可以添加虚拟场景;沙具的存放不受空间的限制,选取沙具也更为便捷。

(3)沙盘的规模不受限制。

网络沙盘游戏中,沙盘的数量可以随意调整。参加游戏的人数也可以做到不受限制。

(4)不受时间空间限制。

沙游者不受时间和空间的限制,随时可以做网络沙游;网络沙盘游戏的时间长短也可以不受限制。

(5)模拟咨询师精力无限。

模拟咨询师的精力没有穷尽,网络沙盘游戏可以突破时间限制;一个模拟咨询师甚至可以同时服务无数人。

(6)具有娱乐化特点,便于推广。

网络沙盘游戏具备娱乐化特点,容易大面积推广,它使用便捷、成本低、容易被青少年接受。

7. 个体沙盘游戏是否可以把心理咨询流程化?

游戏可以流程化,沙盘游戏自然也可以流程化,但沙盘游戏作为咨询技术,进行流程化还是有一定难度的。意象沙游在心理咨询流程化的道路上取得了一些进展。

意象沙游把个体沙盘游戏分解为十个步骤,让咨询师可以轻松地掌握沙盘游戏的操作。但在实际操作中,这些步骤需要灵活变通,需要注意的有以下几点:

(1)开头的放松环节不是必需的。

放松是为了让沙游者更加顺利地投入沙盘游戏之中,没有必要为了放松而放松。对于刚进入沙盘室就开始游戏的儿童或青少年,不必阻止并要求放松,对于本来就比较放松的成人也不一定要求其放松。

(2)指导语的表述可以更加灵活。

指导语包括两部分:第一,说清楚沙盘游戏的四元素,即沙子、水、沙具和沙箱内部的蓝色部分,这些都是制作沙盘可以使用的元素;第二,说清楚沙游者的制作过程是自由的。只要说清楚这两部分就可以，具体怎样说、何时说可以根据现场情况灵活处理。

（3）体验环节也可以选择不同的方式。

成人可以选择想象式体验，儿童和青少年可以选择环绕式体验，也可以采用二者结合的方式。

……

很多环节都可以灵活处理，有时候守护者在操作过程中会漏掉某个环节，是否需要补充也需要灵活处理。

虽然意象沙游没有做到将心理咨询完全流程化，但是相对其他的咨询方式来说，它基本上做到了流程化，或者说做到了半流程化。

8. 以娱乐放松为目标的个体沙盘游戏是否要有标准的流程？

个体沙盘游戏的特点是自由，以娱乐放松为目标的个体沙盘游戏可以有流程，也可以没有流程。

守护者可以根据沙游者的年龄特点制定出活动的流程，并引导沙游者按照流程去玩。尤其是对于第一次做沙盘游戏的沙游者，他往往不知道该如何去做，这时候流程是有帮助的。对于做过沙盘游戏的沙游者，要达成娱乐放松的目标，可以建议其按照流程去做，也可以没有任何流程，让沙游者自由发挥，想怎么玩就怎么玩。

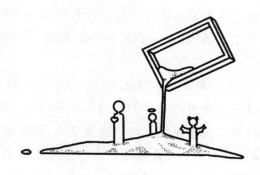

第二章　沙盘游戏的教育化趋势

沙盘游戏被引入我国之后不久,就出现了教育化趋势,具体表现在以下五个方面。

一、学校积极引入沙盘游戏设备

沙盘游戏非常适合幼儿和中小学生使用,也适合大学生使用,很多地方的教育部门要求幼儿园、中小学和高校建设沙盘游戏室,于是沙盘游戏设备被大量引进校园。

这些学校大多配备了多个沙盘和大量的沙具,有些学校还配备了相关的软件设备,以便更好地记录沙盘游戏过程,还有些学校给师生做了沙盘游戏档案。

二、沙盘游戏活动课程逐步成为学校教育的内容

随着沙盘游戏进入校园的进程加速,沙盘游戏逐步以活动体验课程的形式进入班级。

在山东淄博,很多幼儿园配置了沙盘教室。这些幼儿园大多为中班和大班的幼儿开设了沙盘游戏课程。这些沙盘游戏课程很受孩子和家长的欢迎。甚至在孩子准备入学的时候,一些家长会问:"你们园有沙盘游戏课程吗?"

在这个城市,沙盘游戏课程已经成为幼儿教育的一张名片。

一些中小学开设了沙盘游戏作文课或沙盘游戏体验课。目前开设沙盘游戏课程的学校范围还不是很广,但"星星之火,可以燎原"。学生喜欢这个课程,这个课程对学生的心理健康教育有非常重要的意义,我们希望将来有越来越多的学校开设这个课程。

三、有些教师着手研究利用沙盘游戏进行学科教学

随着沙盘游戏进入校园，越来越多的教师开始研究如何利用沙盘游戏进行教学。

目前研究较多的领域是在幼儿园和小学。

在幼儿园，一些教师在研究如何利用沙盘游戏进行以下几个方面的教学：幼儿表达能力课程、幼儿认知课程（利用沙盘和沙具作为教具，教幼儿认知事物的课程）、幼儿物品分类课程、幼儿物品整理课程等。在小学，教师研究最多的还是沙盘游戏作文课程。在中学，沙盘游戏历史课程、沙盘游戏地理课程、沙盘游戏心理健康活动课程等利用沙盘游戏进行学科教学的研究已经或即将开展。

四、家庭教育机构开始重视沙盘游戏的教育作用

随着沙盘游戏技术的推广，它的影响范围越来越广，许多家庭教育机构也在工作中越来越多地使用沙盘游戏技术。

在这些机构中沙盘游戏大多应用在给参加学习辅导的学生做娱乐放松和心理疏导上，也有教育机构利用沙盘做记忆力训练以及进行提高学习效率的研究。

五、有些家庭设置了沙盘游戏教育实践场所

有一些家长在家里放置了沙盘，经常使用沙盘与孩子互动，把家庭变成了沙盘游戏教育实践场所。这些家长一边学习沙盘游戏技术，一边探索如何将它用在家庭教育上。

沙盘游戏是一座桥梁，可以连接家长和孩子，可以连接意识和无意识；它见证着儿童的身心发展历程，是儿童成长的小伙伴。类似地板游戏，沙盘游戏也可以给孩子带来童年的乐趣，家里有沙盘和父母陪伴的孩子有更多的机会获得这些乐趣。

下面我们就沙盘游戏在教育方面的应用问题做一些简单的探讨。

1. 怎样上好幼儿沙盘游戏课?

沙盘游戏用于心理咨询,往往有较为固定的流程或模式。幼儿的无意识部分没有多少情结,幼儿沙盘游戏不以咨询和治疗为主,因此,幼儿沙盘游戏课程没有固定的流程,其操作模式也根据教学目标和现场条件灵活多变。

将沙盘游戏用于幼儿教学需要遵循教学的基本规程,顺应幼儿教育的基本规律。上好幼儿沙盘游戏课,需要注意以下几点:

(1)明确幼儿沙盘游戏课程的教学目标。

游戏是幼儿学习和成长的主要方式,玩好是幼儿沙盘游戏的最重要目标。一般来说,幼儿沙盘游戏课程着重于以下目标:整理沙具的练习助力幼儿养成良好的生活习惯,认识事物的练习助力幼儿发展形象思维,生活常识和生活技能的学习助力幼儿适应社会生活,娱乐性质的活动给幼儿提供愉快的情感体验……

(2)合理选择幼儿沙盘游戏课堂的教学模式。

由于幼儿沙盘游戏课程教学的特殊性,仅仅依靠一名幼儿教师很难完成教学任务。通常情况下,幼儿沙盘游戏课堂是在助教或家长的配合下进行教学的,常见的课堂教学模式有以下两种:

① 教师+助教模式。

一般来说,幼儿园里一个班会有二三十个学生,而只有两到三名幼儿教师。幼儿活泼好动,自我约束能力有限,因此,维护课堂秩序是幼儿教师的重要任务。幼儿沙盘游戏课程首先要做好维护教学秩序的设计,这是取得良好课堂效果的前提。幼儿教师用大部分精力去维持课堂秩序,势必影响守护的质量,如果有条件,可以适当增加助教的数量,以便更好地守护幼儿。

② 教师+家长模式①。

由于缺乏师资,无法按照第一种模式进行沙盘游戏课教学的幼教机

---

① 参考本书第二部分第一章,第9个问题:一两个老师如何守护30多个幼儿做沙盘游戏?

构可以采取第二种形式，即"教师＋家长模式"。

这并不是说要家长亲自到课堂上来做助教。

幼儿沙盘游戏课程中，教师布置好沙盘制作任务后，主要负责维持纪律，并把学生的作品一一拍下来，打印之后，让他们带回家讲给家长听。家长听孩子讲故事，与孩子互动，守护孩子。期末的时候，教师把学生本学期的沙盘照片和沙盘游戏记录整理好，装订成册，作为成长档案送给家长。

（3）加强对幼儿教师和家长的培训。

无论是经典沙游还是新沙盘游戏，对于幼儿教师和家长们来说，都是一门全新的技术。掌握这些技术，都需要专业的训练。相对于经典沙游来讲，以守护理念为核心的意象沙游更容易被掌握。

幼儿园最好配备专职的沙游教师，对这些教师需要进行专业培训。适当对家长做些守护孩子的培训是非常必要的，这样可以增进亲子关系，提升家长的育儿水平。

2. 小学生沙游作文除了教孩子写作文之外，还有什么用处？

沙游作文不仅可以教会学生写作文，而且有以下诸多功能：

（1）释放焦虑。

小学生处于身体和心理发展的加速期，身体和心理能量往往无处释放，积累起来会使他们处于焦虑状态。沙游作文可以帮助他们释放多余的能量，消除焦虑，保持身心健康。

（2）开发智力。

"小学高年级学生的情绪智力处于快速发展时期，所以采取有效方式促进情绪智力的发展尤为重要。"[①]

"沙盘游戏在学生培养感知觉、动作、想象力的发展方面都有积极作

---

① 宋玉凤、张晶、周路路：《沙盘游戏对小学高年级学生情绪智力发展的促进研究》，载《课程教育研究》2018 年第 39 期，第 180～181 页。

用,有利于发掘学生潜能,促进学生的成长和身心健康发展。"①

沙游作文鼓励学生自主探索,放飞学生的想象力,激发他们的创造欲,对于开发小学生的智力有很大帮助。

(3)提高情商。

沙游作文具备让沙游者抽离的功能,从而让参与的学生能够更好地脱自我中心。在这个过程中,学生能够观察到他人的情绪变化,学会体验他人的内心世界。很多沙游作文活动是在团体中进行的,参加团体沙游活动也是个体社会化的过程。在这个过程中,会有不同社会角色的模拟,学生同样可以体验到他人的内心活动。因此,参加沙游作文活动可以提高小学生的情商。

(4)思想品德教育。

作文就是写文章,要想写出好文章不仅要提高写作技能,更要全面提高人的各方面素质,我国也有"文如其人"的说法。沙游作文活动是影响小学生做人的过程,这个过程也是思想品德教育的一部分。沙游作文教师不仅是写作技能的培训者,更是教会学生"做人之道"的教育家和思想者。

(5)心理辅导。

沙盘游戏本身就具备一定的疗愈效果,学生参加沙游作文活动,也可以在不知不觉之间自行化解一些心理问题。沙游作文教师不仅是写作技能的培训者,还是学生心理健康的守护者。

沙游作文教师大多接受过心理咨询或心理辅导技能的培训,具有一定的心理辅导技能。一些沙游作文课程是以团体心理辅导的形式进行的,这类课程具有很好的心理辅导功效。

(6)培养学习兴趣。

沙游作文受欢迎的一个重要原因是学生喜欢这种活动,对它感兴趣,兴趣是最好的老师。这种兴趣持续发展则可能迁移到对语文的学习上。

---

① 洪金祥:《心理沙盘游戏在发掘智力障碍学生潜能的作用》,载《新智慧》2019 年第
9 期,第 43 页。

一些学生从爱上作文发展到爱上语文,由爱上语文发展到爱上学习。

3. 沙盘游戏对中小学心理健康教育工作有什么帮助?

沙盘游戏可以在两个方面助力中小学心理健康教育工作:

(1)沙盘游戏是中小学生心理辅导的理想技术。

沙盘游戏技术用于中小学生的心理辅导工作有着天然的优势,具体来说有以下几点:

① 利于减压。

游戏本身就可以实现释放焦虑、减轻压力的目标。在当前的教育环境中,大多数中小学生都面临着巨大的学习压力,有些学生已经出现了心理问题,他们需要减压和放松。沙盘游戏正是适合中小学生减压和放松的理想方式。

② 消除防御。

沙盘游戏是消除中小学生心理防御的最佳方式。

由于缺乏对心理咨询和心理辅导的科普宣传,许多中小学生不理解什么是心理咨询,不会主动求助,甚至不愿意接受心理疏导服务。以游戏的方式进行心理辅导和心理咨询,大多数中小学生在不知不觉中就可以接受。

③ 学会抽离。

"不识庐山真面目,只缘身在此山中。"

一些心理问题可以在认知层面得到解决,但由于能力所限,中小学生大多难以完成这个认知过程。他们在很大程度上仍然存在"自我中心"现象,认知能力受到局限。沙盘游戏可以帮助他们完成"脱自我中心",也就是让他们学会以抽离的视角看待问题。

④ 团体辅导。

中小学生的心理问题存在共性,团体辅导可以大大提升心理工作的效率,减轻心理教师的负担。团体沙盘游戏规则灵活、效果显著,是适合中小学生的团体心理辅导形式。

(2)沙盘游戏课程是理想的中小学心理健康教育课程。

心理健康活动课是适合中小学的心理健康教育方式,而沙盘游戏课程则是最受中小学生欢迎的课程之一。在中小学开设沙盘游戏课程是现代社会发展的需要,主要体现为以下几点:

① 放松减压的需要。

中小学生群体需要减压,而沙盘游戏有减压的效果,因此可以设计沙盘游戏减压课堂。这种现场的游戏对于喜欢网络游戏的中小学生来说是一个福音。沙盘游戏课程既满足了中小学生心理放松的需求,又避免了他们沉溺于网络游戏,染上"网瘾"。

② 自我成长的需要。

中小学生处于身心发展的加速期。在这一时期,无论是在心理层面还是在行为层面,中小学生都可能出现一些问题。为了解决这些问题,他们产生了强烈的自我成长的需求。在中小学开设沙盘游戏课程可以满足他们的这一需求。开设沙盘游戏课程有利于减少他们的攻击性行为,有利于提高他们的人际沟通能力,有利于提高他们的认知能力。

③ 班级团建的好方式。

沙盘游戏课程可以用在班级建设上,打造班干部群体、宿舍群体、小组群体,均可使用团体沙盘游戏的形式,以提升整个班集体的凝聚力和战斗力。

总之,沙盘游戏是适合中小学生的课堂模式:它充分发挥学生的想象力,激发学生的创造力;它生动有趣,学生喜欢;它自由灵活,可以与德育教学、语文教学、记忆力开发等课程密切结合,有着无限的发展前景……

成为一名合格的心理咨询师,要付出非常大的努力,也要花费很长时间,有时候甚至需要好几年的时间。而一名心理教师要掌握沙盘游戏基本操作和初步的分析技术,一般来说几个月就可以了。

4. 除了沙游作文以外,沙盘游戏在教育教学领域还有哪些应用?

沙游作文是沙盘游戏在教育教学领域的主要应用之一,除此之外,沙盘游戏在教育教学领域的应用还有以下几个方面:

（1）语言教学。

语言教学中，可以利用沙盘游戏创设教育情境，丰富表达内容，提升学生学习的积极性和专注力，由此提高课堂效率。

"利用这种游戏形式在中班区域活动中开展沙盘故事游戏教学，指导幼儿根据故事内容自主地摆放道具创设故事情景，利用故事对话和幼儿自身生活经验进行角色间对话，提高幼儿独白语言的发展。"①

沙盘游戏语言教学可以用于母语教学也可以用于外语教学，一些双语幼教机构在这方面有较大的发展空间，可以多做尝试。

（2）记忆训练。

人的记忆单元数量是"7±2"个，一般人很难突破这个范围。但如果利用图像记忆重新规划记忆单元，就可以大大提升记忆效率。沙盘游戏可以帮助学习者完成记忆任务。

意象沙游团队在该理论的基础之上，发展出了沙盘游戏记忆力训练课程，收到了一些成效，相关的实验研究还在进行中。

（3）幼儿认知。

幼儿学习的最大特点就是需要在活动中进行。沙盘游戏是最适合幼儿的游戏之一，利用沙盘游戏技术开发幼儿认知课程是丰富幼儿教育内容和教育形式的新途径。

（4）艺术教育。

沙盘游戏是一种表达性艺术治疗方法。它不仅可以用在幼儿的心理辅导领域，也可以用在幼儿的艺术教学领域。沙盘制作活动不仅可以提高幼儿的动手能力，还可以提高幼儿的审美能力，教师可以在这个过程中融入艺术欣赏和艺术创作的教育内容。

（5）特殊教育。

有些特殊儿童，尤其是存在语言障碍和沟通障碍的儿童，在接受教育的过程中会遇到很大的困难。意象沙游可以帮助受到语言表达限制的幼

---

① 李小玲：《利用沙盘故事游戏促进中班幼儿独白语言的发展》，载《读写算》2020 年第 31 期，第 34～35 页。

儿更加顺畅地表达自己,在一定程度上可以替代语言表达,至少可以起到补充语言表达的作用。

有研究表明:沙盘游戏可以释放或舒缓特殊儿童的不良情绪;沙盘游戏可以促进特殊儿童的认知发展;沙盘游戏可以促进特殊儿童语言表达的发展;沙盘游戏可以促进特殊儿童专注力的提高;沙盘游戏可以促进特殊儿童人际互动的发展。[1]

实践证明,沙盘游戏对于自闭症儿童有一定的疗效。

"沙盘游戏通过'非语言'、'非指导性'的治疗方法,可有效干预自闭症患儿的烦躁、多动、自伤等心理行为问题,同时可以提高患儿的语言、社交等能力。"[2]

"沙盘游戏对于儿童的外显攻击行为具有显著的效果。干预后的小A和小B不仅攻击性行为明显减少,而且各类问题也出现了明显改善。在学校课堂上的行为也发生了积极的变化,主动配合老师教学,学习积极性高。经常主动帮助老师擦黑板、拿教具、倒垃圾,成为老师的好帮手。在家主动帮家长做家务,反抗的行为消失了。"[3]

5. 如何利用沙盘游戏"寓教于乐"?

"寓教于乐"就是以娱乐的方式、方法或形式开展教育,把教育内容融合在娱乐活动之中,让受教育者在娱乐中接受教育。

教育工作者可以根据教学目标、教学进度和课程特点,结合学生的年龄结构和兴趣爱好,充分利用沙盘游戏的特点,组织多样化的游戏活动,让学生在玩中学、在学中玩、边学边玩、边玩边学。

在记忆方面,沙盘游戏可以把学习中的记忆活动由单一器官的记忆方式变为多感官记忆;在思维方面,沙盘游戏可以把固定式思维模式转化

---

[1] 王鑫、王曙光、黄乃青:《沙盘游戏在特殊儿童教育方面应用的研究综述》,载《新课程(小学)》2019 年第 10 期,第 33～35 页。

[2] 张晓宇:《沙盘游戏对自闭症儿童语言表达能力的影响》,载《中国医学工程》2020 年第 4 期,第 95～97 页。

[3] 胡楠:《沙盘游戏对自闭症儿童攻击性行为的干预研究》,沈阳师范大学硕士学位论文,2020 年。

为开拓创新性思维;在语言方面,沙盘游戏可以帮助学生由少言寡语转变为积极表达。

沙盘游戏可以消除受教育者对某些教育内容的阻抗,变消极情绪为积极情绪,让受教育者在轻松愉快的感觉中不知不觉地接受教育内容,变苦学为乐学。

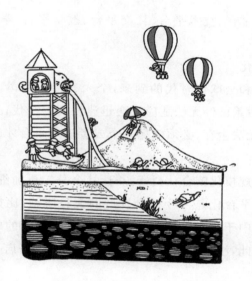

第三章　沙盘游戏的平台化趋势

什么是平台？

平台是整合资源以提高资源利用效率的框架，它为顺利开展某项工作提供资金、物质、技术、环境、人脉等支持，为特定人群提供施展才能的舞台。

平台有融资平台、技术平台、社交平台、教学平台、学习平台、服务平台等多种类型。

什么是平台化？

随着信息化和全球化时代的到来，个人、组织、公司，甚至集团公司、国家，依靠自身力量已经无法适应社会迅速发展的步伐，无法获取足够的发展资源，甚至无法生存，必须依靠一个或者多个平台才能更好地生存和发展。

平台化就是规模化整合社会资源，让社会分工更加细致，让专业的人做专业的事情。平台化是当今社会发展的大势所趋，比如当前产品的销售份额越来越集中于少数几个电商平台，这就是销售的电商平台化。技术的整合也是如此，沙盘游戏传入中国之后不久，就开启了技术平台化的进程。

魏广东、苏健、刘建新、柳卫娟等人在沙盘游戏技术平台化方面做出了一些的探索。他们分别提出了"爱沙游""意象沙游""体验式团体沙盘"和"情智沙游"等概念，常承生则把"综合取向的沙盘游戏"的概念引入中国，这使得沙盘游戏不再是单一的心理咨询与心理治疗技术，而最终发展成为综合性技术平台。

2013年，魏广东在《不能不学的心理治疗技术——沙盘游戏疗法入门》一书中，就提出了沙盘游戏用途的多样化。

"它既可以结合分析心理学，对有心理疾病的人进行治疗；也可以作为一种促进个人心理成长的工具，帮助心理相对健康的人获得感悟；它还可以不与任何心理咨询工具相结合，只是作为一种立体的/颜色丰富的事物，促进儿童的认知、个性发展。"①

后来魏广东又提出了沙盘游戏"家庭化、教育化、游戏化"的理念，这些思想都促进了沙盘游戏平台化萌芽的出现。

2014年，常承生老师在《突破象征的困惑：心理治疗沙盘新探索》一书中把"综合取向的沙盘游戏"介绍到中国。综合取向的沙盘游戏打破了经典沙游主要依靠创设"自由""共情""受保护的空间"，"以陪伴为主"，主要靠沙游者"自性化"治疗的沙盘理论基础。

常承生在书中指出，"它（综合取向的沙盘游戏）广泛吸收各种流派和取向的沙盘治疗的成熟方面和精华的部分，使沙盘治疗技术变得更科学、更简便、更实用"②。

从一定意义上讲，综合取向的沙盘游戏是沙盘游戏平台化的开端。它开始把沙盘游戏看成一个综合性的心理技术应用平台，并在这个平台上整合各种流派的不同疗法。

2015年，在《意象沙游》一书中，苏健把沙盘游戏分为经典沙游和新沙盘游戏两种。他提出了"意象沙游"和"心理咨询的综合实践平台"的概念，是第一个提出沙盘游戏平台概念的学者。

无论是经典沙游，还是新沙盘游戏，配置大都是相同或相似的，均由以下要素组成，即：沙盘、沙子、陈列架、支架以及两个或者多个人。这些要素综合起来就组成一个平台。

在这样一个平台上，经典沙游注重使用精神分析和象征的手法进行心理咨询和心理治疗；新沙盘游戏则使用意象对话、音乐疗法、行为疗法、求助者中心疗法等各种心理咨询与心理治疗技术来实现心理咨询的目

---

① 魏广东：《不能不学的心理治疗技术——沙盘游戏疗法入门》，中国石化出版社2011年版，自序。

② 常承生：《突破象征的困惑：心理沙盘治疗新探索》，科学技术文献出版社2015年版，第37页。

标,除此之外,新沙盘游戏还创造性地在这个平台上开发出了教育教学的新功能。

苏健在《意象沙游》一书中指出,"意象沙游源自经典沙盘游戏,但是它不仅仅是沙盘游戏,它还是一个心理咨询的综合实践平台。在操作过程中,意象沙游可以综合使用其他流派的咨询方法,它综合了沙盘游戏疗法、精神分析疗法、意象对话疗法、绘画疗法、催眠疗法、OH卡牌疗法、认知疗法和行为疗法等"[①]。

2018年,苏健在《意象沙游的创立、基本原理及其应用价值》[②]一文中也指出了意象沙游的三个应用领域,即心理咨询、教育教学和娱乐放松,这与魏广东老师提出的沙盘游戏的"家庭化、教育化、游戏化"异曲同工。

不久之后,沙盘游戏开始逐步由单一的心理咨询技术平台发展为采用多种技术的综合实践平台。

2018年在杭州举办的第一届意象沙游论坛上,苏健重新定义了意象沙游的概念,他在《意象沙游与经典沙游》一文中指出,"意象沙游是一种以人本主义心理学、荣格分析心理学和以中国古典文化为主的东方哲学为理论基础,以沙盘游戏为操作平台,综合使用意象对话、催眠疗法、音乐疗法、认知疗法和行为疗法等各种心理技术,帮助沙游者实现心理疗愈或者心理发展的综合实践技术"[③]。

这个平台是各种技术的平台,是各个流派展示自身技术的平台;是咨询师与来访者、咨询师与咨询师、沙游者与沙游者之间的交流平台;是教师与学生实现教育目标的平台;也是商家给客户提供娱乐放松的平台。

1. 什么是"爱沙游"?

魏广东提出了沙盘游戏的"家庭化、游戏化和教育化"的方向,并提出

---

① 苏健:《意象沙游》,山东人民出版社2015年版,第74页。
② 苏健:《意象沙游和经典沙游》,载《会议资料:首届意象沙游论坛文集》2018年版,第5页。
③ 苏健:《意象沙游和经典沙游》,载《会议资料:首届意象沙游论坛文集》2018年版,第12页。

了"爱沙游"的理念。①

魏广东认为，"爱沙游"（iSandplay）是区别于传统沙盘游戏的新沙盘游戏。"爱"是"爱沙游"的核心内涵，它既包含了父母对孩子之"爱"，又体现了孩子对游戏之"爱"。"沙游"是"爱沙游"活动的主要形式，这个活动就是要用最能满足孩子天性的沙子来激发孩子们的创造力、想象力和认知力，为孩子的综合素质的提升提供支持。

英文"iSandplay"中的"i"代表"innovation"，即创新的意思，还有"我"的意思，强调爱沙游的创新和个性化的特点。

"爱沙游"是对传统沙盘游戏技术的传承与创新。传统的沙盘游戏项目主要针对有问题的儿童进行心理咨询和心理治疗，其关注点是儿童的无意识。"爱沙游"项目主要针对健康儿童进行心理健康教育和综合素质提升训练，其关注点是儿童的意识。

"爱沙游"的主要理念是"心理＋教育"，在对儿童进行教育的同时，关注儿童的心理健康，帮助家长理解孩子的心理状况，促进孩子全面发展和提高。

2. 什么是"综合取向的沙盘游戏"？

目前世界上流行着精神分析取向的、行为主义取向的、完形取向的、家庭治疗取向的等多种沙盘游戏治疗学派。

美国德州州立大学教授琳达·E. 霍迈尔（Linda E. Homeyer）和美国乔治福克斯大学教授丹尼尔·S. 斯威尼（Daniel S. Sweeney）创立了综合取向的沙盘游戏治疗技术。综合取向的沙盘游戏治疗在融合了各种沙盘游戏理论取向的基础上，形成了以治疗效果为目标导向的心理治疗技术，它借鉴各种理论取向的沙盘游戏治疗的成熟方面和精华部分，使沙盘游戏治疗技术变得更简单、更明了、更直接、更实用，易学，易操作。②

从一定意义上来讲，常承生老师与苏健老师都是综合取向的沙盘游

---

① 下文是魏广东对"爱沙游"的解释。

② 参考常承生：《突破象征的困惑：心理沙盘治疗新探索》，科学技术文献出版社2015年版，第37页。

戏的继任者和发扬者,意象沙游也是综合取向的沙盘游戏的一种。

3. 什么是"体验式团体沙盘游戏"?

沙盘游戏本身就是一种体验活动,沙盘游戏体验也是国际上通行的培训沙游咨询师的首选和必修内容。从这一点来看,所谓体验式沙游游戏,似乎是一种炒作,类似说"河水是水"。

但是这种说法仍然有它的意义所在——这是在国内沙盘游戏咨询师培训过于关注分析,而较少强调体验的背景下提出来的,这种提法本身就具有积极的矫正作用。

简单地说,体验式团体沙盘游戏就是指在沙盘游戏培训和团体心理辅导中以体验操作为主的模式。

体验式团体沙盘游戏心理技术,是刘建新带领他的团队在继承卡尔夫"沙盘游戏"的理论与基本操作的框架下,结合中国国情开创的本土化沙盘游戏心理技术培训与应用模式。

刘建新认为,在沙盘游戏技术培训中,应以操作和体验为主,他主张操作和体验应占培训总时数的70%以上。通过这种模式的培训,学习者从自己的感受体验中可以逐步掌握沙盘游戏技术的理念、操作及应用。无论是个体沙盘游戏技术还是团体沙盘游戏技术,均可秉持游戏的理念,带着关爱的陪伴进行操作,发挥沙盘游戏心理技术的治愈功能。

4. 什么是情智沙游?[①]

情智沙游就是在沙盘游戏的基础上应用于教育的一种沙盘游戏方式,指的是在儿童摆放沙盘、讲述沙盘内容的过程中,融入对儿童的情绪、情感的培养,融入智力发展的引导,从而促进儿童情、智的双向发展。

情智沙游是柳卫娟老师从事沙盘游戏研究与实践十几年的创新成果。从沙盘游戏疗法的推广到沙盘游戏与学校教育的结合,柳卫娟老师把心理学技术转化为"心理＋教育"的体验式教学模式,以中国儿童教育目标为导向,以"去治疗化"为原则,以"陪育"为理念,以"寓教于乐、玩中

---

① 本题答案由柳卫娟老师提供。

学、学中悟、悟中成长"为特色，以"重体验、重感受、重感悟、重陪伴、重成长"为教学宗旨，自主创编了一系列情智沙游特色课程。

5. 什么是四维沙盘?

按照沙盘所呈现内容的时间来划分，沙盘可以分为两种，即：场景沙盘和四维沙盘。

描述一个场景或者同一时间内存在的多个场景的沙盘称为场景沙盘。描述不同时间内存在的多个场景的沙盘称为四维沙盘。

换句话说，描述四维空间的沙盘叫作"四维沙盘"，也就是在普通三维空间的长、宽、高三条轴以外，又增加了一条时间轴，以描述不同时间内的三维空间。

四维沙盘通常是在沙盘的不同区域表达不同时间发生的事情，或者存在的状态。

通常沙盘中的时间发展方向往往呈现为从左到右。左边往往呈现过去的状况，中间呈现现在的状况，右侧则往往代表未来的空间。但这不是绝对的，沙盘中的时间路线有时候会呈现丰富的变化。

主题沙盘中，守护者可以在时间发展方向上做出规划和设计，以便呈现出更有规律性的发展路线，方便沙游者制作和体验，也便于守护者分析。

6. 意象沙游就是"意象对话＋沙盘游戏"吗?

意象沙游不是意象对话和沙盘游戏的简单结合。

（1）从技术层面讲，意象沙游是一种新沙盘游戏，是沙盘游戏平台上多种心理咨询与心理治疗技术的综合运用。催眠疗法、音乐疗法、认知疗法和行为疗法等心理技术，都可以综合运用于其中，因此它不是意象对话与沙盘游戏的简单相加，它是一个技术平台。

（2）从理论层面讲，意象沙游的主要理论来源是人本主义心理学和以中国古典文化为主的东方哲学；作为经典沙游主要理论来源的荣格分析心理学只是意象沙游的理论来源之一，不是其理论核心。

（3）从思想层面讲，意象沙游是帮助沙游者获取智慧的重要途径，是开启智慧之门的金钥匙。意象沙游以获得智慧和悟道为最高目标,它不局限于技术和理论层面。

7. 意象沙游取得了哪些创新成果?

创新是意象沙游的灵魂。近几年来,意象沙游在以下几个方面取得了一些创新成果:

(1) 突破了对沙具的依赖。

意象沙游提出了"万物皆意象,沙具本天成"的理念,认为生活中的任何物品都可以用来开启沙游之旅,在沙具中找不到的形象,可以通过积极想象来替代。

(2) 突破了依赖自性疗愈的束缚。

意象沙游提出了自由表达、意象放松、意象抽离、守护等多种技术,对沙游者进行心理干预,而不仅仅依靠沙游者的自性来解决问题。它更具实效性,更适应当代社会的需求。

意象沙游创造性地融合音乐疗法、绘画疗法、催眠疗法、认知疗法等技术,让沙盘游戏变得"有声有色",真正成为多种心理技术综合应用的平台。

(3) 解决了双重关系问题。

意象沙游将咨询师称为守护者,将来访者称为沙游者,创造性地解决了经典沙游未能解决的双重关系问题。

(4) 创新了概念体系。

意象沙游使用通俗易懂的语言替代了部分荣格分析心理学中的专业概念,创新了意象沙游的概念体系。

(5) 创新了团体操作方式。

意象沙游开创了团体沙盘游戏的新篇章,创作出"太空之旅""生命列车""冰火两重天""寻宝""拆墙""四维沙盘"等新技术。这些技术创新丰富了团体沙盘游戏的理论,增强了团体沙盘游戏的趣味性,深受大众的欢迎。

(6) 改进了教学方式。

意象沙游重视操作技能的培训，使用全新的体验式教学方式，符合沙游师培训的要求。学员完成学习后，能够迅速掌握该技能，并运用于工作和生活当中。

（7）扩大了适用范围。

意象沙游将应用范围扩大为心理咨询、教育教学和娱乐放松三个领域，增加了其实践应用价值。

8. 学习意象沙游是否需要先学习意象对话？

意象沙游不是在经典沙游的基础上做加法，它有独立的操作体系、理论体系和思想体系。意象沙游通俗易懂，没有心理学基础的人也可以学会，学习意象对话不是学习意象沙游的先决条件。

当然，如果学习了经典沙游或者意象对话技术，再学习意象沙游可能会更加轻松一些，就像学习了汉语再学习日语会更容易些一样。

意象沙游的理论以人本主义心理学、荣格分析心理学和以中国古典文化为主的东方哲学为基础。人本主义思想为多数人所熟知，理解起来不难；以中国古典文化为主的东方哲学本就蕴藏在中国人的日常生活和行为习惯中，容易理解；荣格分析心理学在意象沙游课程中占比很少，讲起来深入浅出，学习起来也没有太大压力。

意象沙游采用的是体验式教学方式，注重实操。教师在教学过程中详细分解流程，学生在练习中掌握操作技巧，学习起来比较轻松。

掌握意象沙游最关键的是学习者的人格结构，其次才是学习者的知识学问。一个人格健全、包容性强的人学习意象沙游，能够很快成为合格的守护者或意象沙游咨询师。

9. 怎样理解沙盘游戏的平台化趋势？

随着沙盘游戏应用范围的扩展，平台化的趋势愈加明显，具体表现在以下方面：

（1）沙盘游戏逐步成为心理咨询技术的平台。

随着沙盘游戏心理咨询技术在国内的推广和发展，越来越多的心理咨询技术被整合进来。有的沙盘游戏心理咨询已经不再以荣格分析心理学为理论基础,而是以人本主义心理学或其他理论为基础。因此沙盘游戏心理咨询正在成为一个咨询技术的平台,这个平台融合了各种各样的心理咨询技术。

（2）沙盘游戏逐步成为教育教学技术的平台。

随着沙盘游戏走进校园、走进课堂,它也日渐成为教育教学的新技术平台。

沙盘游戏可以为教育教学创设场景,给学生带来深刻的体验;沙盘游戏可以让学生抽离地看世界、看问题、看自己,有着非常好的促进自我觉察的功能;四维沙盘可以像放电影一样提供直观的教学场景,让学生获得做演员一般的感受。沙盘游戏正逐步成为教育教学技术的平台,并在此基础上发展出沙盘游戏作文教学、沙盘游戏历史教学、沙盘游戏地理教学等。

（3）沙盘游戏也将成为娱乐放松技术的平台。

沙盘游戏还可以回归游戏本身的放松和娱乐功能,可以在此基础上进行商业推广和应用。既然游戏有着广阔的市场,沙盘游戏作为娱乐放松的平台,也将有广阔的发展空间。

综上所述,沙盘游戏已经初步具备平台化的发展趋势,在这个平台上人们可以运用多种心理咨询与心理治疗技术,也可以进行更多的人际互动和交流。

10. 意象沙游是一个怎样的平台?

意象沙游是一个综合性的平台。

它是传播心理学理论的平台,是综合性技术平台,也是心理学人的社交平台、传播思想的平台。

（1）传播心理学理论的平台。

意象沙游作为心理咨询和心理治疗技术,涉及大量的心理学理论。这些理论在意象沙游平台上得到实践运用。在实践过程中,这些心理学理论得到传播。

意象沙游是一个大众听得懂、学得会、用得上的沙盘游戏学习平台,全国几十个意象沙游团队通过公众号、网站、微信朋友圈等形式，做了大量的沙盘游戏理论和心理咨询理论的科普工作。

（2）综合性技术平台。

意象沙游是综合性技术平台主要表现在它是心理咨询技术平台，也是教育教学技术平台，还是其他技术的平台。

① 心理咨询技术平台。

"意象沙游源自经典沙盘游戏，但它不仅仅是沙盘游戏，它还是一个心理咨询的综合实践平台。在操作过程中，意象沙游可以综合使用其他流派的咨询方法，它融合沙盘游戏疗法、精神分析疗法、意象对话疗法、绘画疗法、催眠疗法、OH 卡牌疗法、认知疗法和行为疗法等。"[①]几乎所有流行的心理咨询技术与方法都可以在这个平台上使用。

② 教育教学技术平台。

意象沙游还是一个教育教学技术平台。

意象沙游已经渗透到多学科的教育实践中，比如意象沙游作文、意象沙游地理教学、意象沙游历史教学等。它可以通过沙具投射意象、模拟场景或者通过语言的引导唤起学生心中的意象，创设教学场景，从而进行体验式教学。

③ 其他技术的平台

除了以上两个方面，意象沙游还是如团队建设技术等其他技术的平台。意象沙游团体使用多种活动方式，消除了部分团体成员的阻抗，团体成员开放度高，能够彼此坦诚相见，团队在短期内就能形成较高的凝聚力和战斗力。

（3）心理学人的交流平台。

短短三年多时间，几十个意象沙游学习型组织在全国范围内成立了。意象沙游科研工作者、教育教学人员、团队建设者、技术爱好者以及一些求助者纷纷加入这些组织。这些学习型组织经常举办各种活动。无论是作为学员、教师，还是作为活动组织者，都可以在这个平台上结师交友，扩

---

① 苏健：《意象沙游》，山东人民出版社 2015 年版，第 74 页。

大自己的人脉圈子。因此,意象沙游也是心理学人的交流平台。

（4）传播思想的平台。

意象沙游还是传播思想的平台。意象沙游汲取以中国古典文化为主的东方哲学中的精华,传承优秀民族文化,锐意进取,勇于创新,是传播思想的平台。这是一个通往智慧的修身平台,导师、学员与"沙"共舞,彼此守护,共同成长。

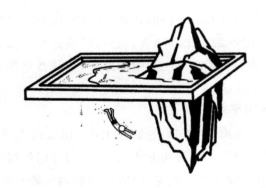

参 考 文 献

[1] 博伊科,古德温.沙游治疗:心理治疗师实践手册[M].田宝伟,等译.
北京:中国轻工业出版社,2012.

[2] 常承生.突破象征的困惑:心理沙盘治疗新探索[M].北京:科学技术
文献出版社,2015.

[3] 董琳琳.儿童沙盘游戏学与用[M].北京:中国石化出版社,2020.

[4] 高岚,申荷永.沙盘游戏疗法[M].北京:中国人民大学出版社,2012.

[5] 刘建新,于晶.沙盘师训练与成长:体验式团体沙盘心理技术实用教程
[M].北京:化学工业出版社,2016.

[6] 荣格 C G.自我与自性[M].赵翔,译.北京:世界出版公司,2017.

[7] 申荷永.荣格与分析心理学[M].北京:中国人民大学出版社,2011.

[8] 申荷永,陈侃,高岚.沙盘游戏治疗的历史与理论[J].心理发展与教
育,2005(2):124-128.

[9] 宋玉凤,张晶,周路路.沙盘游戏对小学高年级学生情绪智力发展的促
进研究[J].课程教育研究,2018,(39):180-181.

[10] 苏健.意象沙游[M].济南:山东人民出版社,2015.

[11] 苏健,杨芳.沙游意象[M].济南:山东人民出版社,2019.

[12] 特纳,尤斯坦斯杜蒂尔.沙盘游戏与讲故事:想象思维对儿童学习与
发展的影响[M].陈莹,王大方,译.北京:北京师范大学出版
社,2015.

[13] 田宝,宗小力,王陵宇.人际交互作用分析学[M].北京:首都师范大
学出版社,2014.

[14] 魏广东.不能不学的心理治疗技术:沙盘游戏疗法入门[M].北京:中

国石化出版社,2011.

[15] 魏广东.沙盘游戏疗法:游戏中的心灵疗愈[M].修订本.北京:中国石化出版社,2020.

[16] WELLS H G.沙盘游戏疗法的起源:地板游戏[M].段霄丽,译.北京:中国石化出版社,2016.

[17] 雅各布斯,马森,哈维尔.团体咨询:策略与技巧:第5版[M].赵芳,杨静慧,许芸,译.北京:高等教育出版社,2009.

[18] 张日昇.箱庭疗法[M].北京:人民教育出版社,2006.

[19] 张晓宇.沙盘游戏对自闭症儿童语言表达能力的影响[J].中国医学工程,2020,28(4):95-97.

[20] 周彩虹.申荷永.张艳萃,等.沙盘游戏治疗:纵深化与本土化[J].华南师范大学学报,2018(4):62-69.

[21] 朱建军.你有几个灵魂:心理咨询中人格意象的分解[M].北京:人民卫生出版社,2015.

[22] 朱建军.意象对话心理治疗[M].北京:人民卫生出版社,2015.

[23] 朱智贤.儿童心理学[M].5版.北京:人民教育出版社,2009.

后　记

2024 年，意象沙游即将满 9 周岁了。

谨以此书作为贺礼献给意象沙游 9 周岁。在此，笔者带领大家回顾意象沙游的成长史，以便广大沙盘游戏技术爱好者深入了解本书的写作背景，深入理解沙盘游戏和意象沙游。

意象沙游起源于意象对话与沙盘游戏的结合，是综合二者的长处所创造出来的一种心理咨询新技术。

2015 年 12 月《意象沙游》一书的出版标志着意象沙游的诞生，那时候它还仅仅是一门心理咨询技术。

随着探索的深入，意象沙游融合了更多的心理咨询技术，伴随着思想的开放，意象沙游进一步成长起来了。

意象沙游在沙盘游戏平台上引入了其他心理咨询技术，并加以综合运用，同时也在理论构架和发展方面进行了探索。

2017 年，意象沙游提出了守护的基本理念以及守护的四个基本原则这一核心理念。有了核心理念，意象沙游就有了自己的灵魂。随后，意象沙游有了更多、更灵活、更有创意的操作方法。

2017 年 6 月，意象沙游第一期导师班开课了。意象沙游课程开始由一个人讲授的课程，逐步变为一个团队讲授的课程，意象沙游由一个人的思考转变为集体智慧的结晶。

这一年也是意象沙游学习型组织建设元年，是开创年。

从 2017 年开始，意象沙游以发展团队的模式，迅速走向全国各地，直至今天，已经拥有 70 多个学习型组织。

2018 年第一届意象沙游论坛在杭州成功举办。

首届导师班的大部分成员参加了这次论坛。论坛明确了意象沙游的发展方向：注重吸收以中国古典文化为主的东方哲学精华，不拘一格，服务多数民众。

2019年，意象沙游扩大了实践应用范围，开辟了意象沙游作文教学、意象沙游家庭教育指导师教学，形成了多种技术的综合应用平台，不再仅限于心理咨询和心理辅导。

这一年，第二届意象沙游论坛在曲阜成功举办，决定进一步汲取以中国古典文化为主的东方哲学精华，打造通往人生智慧的金钥匙，由此意象沙游成为一种思维方式，一种习得智慧的方式。

2020年，意象沙游对核心理念进行了重新表述，即"自强不息，无我守护"，意思是守护者要以"无我守护"来促进沙游者"自强不息"。

意象沙游发展到今天，经历了多次蜕变，得益于思想的开放，得益于对东方优秀传统文化的继承和发展，得益于对西方先进心理学技术的本土化改造，得益于团队的智慧和力量。

本书的写作和出版得益于团队的智慧和力量。

感谢侯明先生和周丽女士为本书的编辑和出版做了大量的工作；感谢丁可芯女士为本书提供了精美的插图。

在本书的材料收集、写作、修改和校对过程中，以下人员提供了帮助，在此表示深深的感谢！

许昌峰、曹卫国、董华、王卫国、李全彩、张爱民、王忠威、康从然、杨芳、辛爱华、李书菊、张卉丽、王冬青、孙丽、李荣、唐银、辛建、谷春华、吴立静、杨红瑛、李晓斐、李海琴、乔渲宸、曹长梅、李美玲、韩明芳、闫庆博、王彬、李慧、张冻、胡倩、王继军、王毓、曹俊芝、刘佳玉、郑洪燕、李文菊、石武琴、续慧敏、龚斐、刘全荣、张称心、张艳青、苏同云、翟春英、张丽、闫晓斐、刘晓文、高晓艳、李乃卿、牛学霞、吴丹丹。

苏　健

2024年10月